健康中国视域下
健身气功对中老年人
身心健康促进的实证研究

郭英杰 著

北方联合出版传媒（集团）股份有限公司

辽宁科学技术出版社

图书在版编目（CIP）数据

健康中国视域下健身气功对中老年人身心健康促进
的实证研究／郭英杰著. -- 沈阳：辽宁科学技术出版社，
2024. 9. -- ISBN 978-7-5591-3690-9

I. R395.6

中国国家版本馆 CIP 数据核字第 2024B4X922 号

出版发行：辽宁科学技术出版社
　　　　　（地址：沈阳市和平区十一纬路25号　邮编：110003）
印　刷　者：北京虎彩文化传播有限公司
经　销　者：各地新华书店
幅面尺寸：185 mm × 260 mm
印　　张：8.5
字　　数：180千字
出版时间：2024年9月第1版
印刷时间：2024年9月第1次印刷
责任编辑：张歌燕
封面设计：顾　娜
版式设计：义　航
责任校对：王玉宝

书　　号：ISBN 978-7-5591-3690-9
定　　价：65.00元

联系编辑：024-23284354
邮购热线：024-23284502
投稿信箱：59678009@qq.com

改革开放以来，随着生活水平的提高，作为人民幸福的根本保障条件，健康问题已上升为深受国家政府关注的头等大事之一。2016 年，中共中央、国务院印发了《"健康中国 2030"规划纲要》，为中国人民描绘了健康中国建设的宏伟蓝图，制定了今后全民齐心共同推动健康中国建设的行动纲领，全方位提升了全体人民的使命感和责任感，助力中华民族的伟大复兴①。此后，为进一步响应中国共产党第十九次全国代表大会提出的实施健康中国战略的重大决策，在 2019 年 7 月，由中华人民共和国国家卫生健康委员会健康中国行动推进委员会牵头，出台了《健康中国行动（2019—2030 年）》（以下简称"《健康中国行动》"），充分体现了党中央优先发展人民健康的战略思想。

进入 21 世纪以后，我国已经逐渐成为全世界老年人口最多的国家。根据国家统计局 2023 年底发布的最新数据，截至 2023 年 2 月，全国已有 2.8 亿 60 岁及以上的老年人口，占人口总数的 19.8%；大约有 2.1 亿 65 岁及以上老年人口，占人口总数的 14.8%。从上述数据可以看出，我国已经迈入了深度老龄化社会阶段，并且在今后很长的一段时间内，这一比例还会不断上升。同时，伴随着人口老龄化的发展，工业化和城镇化加剧，生态环境的恶化，人们生活行为方式的变化，慢性非传染性疾病（简称"慢性病"）已成为我国居民死亡的首要原因，并逐渐加重了人们疾病病费的负担。而据调查发现，我国中老年人整体健康状况并不容乐观，心脑血管疾病、癌症、慢性呼吸系统疾病、糖尿病等慢性病的发病率正逐年上升，不但加重了老年人的经济负担，严重降低了他们晚年的生活质量，而且成为制约国人健康预期寿命提高的重要因素。基于此，在《"健康中国 2030"规划纲要》和《健康中国行动》的指导下，开展有效的健康促进行动，采取有效干预措施，帮助中老年人前移慢性疾病的关口，努力使他们不生病、少生病，对于提高中老年人的健康水平，改善中老年人的生活质量，实现健康老龄化具有重要社会意义。

健身气功是以健身为目的，以比较缓和的形体活动为基础，身心状态趋向于调身、调息和调心的三调合一的体育运动项目②。早在 2003 年 2 月，健身气功就经国家体育总局批准，成为第 97 个体育运动项目，为了加强规范对群众性健身气功活动的管理，国家体育总局专门成立了健身气功管理中心和中国健身气功协会，这两个部门的建立进一步推动了健身气功运动的普及③。2006 年 11 月，国家体育总局颁布的第 9 号令——《健身气功管理办法》中进一步界定了"健身气功"的概念：健身气功是中华悠久文化的组成部分，是以增进身心健康为目的，以自身形体活动、呼吸吐纳、心理调节相结合为主要运动形式的民族传统体育项目④。从 2003 年起至今，经过 20 多年的推广和普及，健身气功已受到广

---

① 李彪."健康中国"视域下中国武术健康价值的时代审视 [D].苏州：苏州大学，2018.

② 申可.西宁市健身气功开展现状的研究 [D].西宁：青海师范大学，2014.

③ 张程.健身气功对高校特殊学生身心健康影响的实验研究 [D].长春：东北师范大学，2019.

④ 严军，钟袁源，张安然，等.健身气功在改善和促进人体健康方面的应用研究进展 [J].江西中医药大学学报，2019，31（2）：117-120.

大中老年人群的喜爱，在全国拥有众多的习练"拥趸者"，这表明其对中老年人身心健康的积极促进作用已得到了认可。同时，因健身气功功法形式多样，易于掌握，对运动场地无严格要求，目前已得到《全民健身计划（2016—2020 年）》《中医药健康服务发展规划（2015—2020 年）》《"健康中国 2030"规划纲要》等政策文件的支持，在《"健康中国 2030"规划纲要》中就明确提出，对于群众喜闻乐见的运动项目，国家支持太极拳、健身气功等民族、民俗、民间传统运动项目在中老年人群中的推广。

在不断地对优秀传统气功功法进行挖掘整理的基础上，截至目前，国家体育总局已重新组织编创了 11 种健身气功，包括"五禽戏""六字诀""八段锦""易筋经""明目功"等，在全国进行推广，并已取得了可喜的成果。

近年来，随着健身气功在中老年人群中的普及，健身气功的防病健身作用已引起国内外运动医学界的关注，学者们就其对中老年人健康的影响展开了一系列研究，并取得了一定的成果。截至目前，尽管学者们针对不同人群，包括青少年、大学生、中老年人群，习练 11 种健身气功对身心健康促进效果均有一定的研究，但是研究对象比较繁杂，研究内容的系统性还有待进一步细化，对人群身心健康促进的效果及机理方面尚需明晰，利用健身气功提升中老年人群身心健康的最佳习练方案和理论等方面也有待于进一步摸索和探究。

为此，本书聚焦中老年健身人群，围绕健身气功习练对中老年人群身体健康（体质）和心理健康等影响的研究方向，在健康理论、《"健康中国 2030"规划纲要》和《健康中国行动》的指导下，结合现有健身气功的中医健身理论，以调查研究、实验研究为主要研究手段，通过借助文献综合、调查问卷、试验测量和访谈等多种研究工具，探索习练健身气功对中老年人身心健康促进效果的影响。主要内容如下。

第一，中老年人习练健身气功的健身效果和评价方法的研究。主要包括三部分。

第一部分：健身气功对促进中老年女性人群体质效果的研究。

基于男女老年人口性别间的死亡差异导致女性老年人在老年人口中占比高于男性的前提，选取习练参与性较好的女性中老年人为研究对象，通过对其习练健身气功前后体质等相关指标的测量，探讨健身气功对中老年女性人群体质状况的影响。其研究成果一方面可为今后进一步扩展到男性习练人群的相关研究提供参考，另一方面可针对不同年龄段习练健身气功的中老年女性人群进行科学的指导，使其能根据自己身体状况进行练习，以增强对其体质状况的影响效果，促进其身体健康。

第二部分：中老年健身气功习练人群健身效果评价模型的构建研究。

对沈阳市市区 6 个健身气功习练点 240 名 40～75 岁身体健康的健身气功习练者进行调查，了解其习练的原因及目前身体状况、健身气功习练具体情况和习练健身气功后习练者的主观感受等情况，在此基础上，选择适合习练者的年龄及身体情况等便于测量且能够较为全面地反映这一人群体质状况的测试指标（包括身高、体重、BMI 指数、肺活量、握力、反应时、闭眼单脚站立、坐位体前屈、台阶实验等）进行测量，并利用测量结果构建了中老年健身气功习练人群健身效果评价模型。该评价模型为今后健身气功健身评价服务系统的设计开发、健身气功健身评价与指导的网络化、信息化服务的实现提供有力的保障，为推进健身气功健身进一步科学、深入、广泛地开展提供坚实的科技支撑。

第三部分：FMS 在中老年健身气功习练人群健身效果评价中的应用研究。

选取 45 名 40~69 岁身体健康、具有一年以上锻炼经历的健身气功健身锻炼者自愿参与研究，其中男性 12 名、女性 33 名。同时，招募 40 名 40~69 岁身体健康、可进行适宜运动，但以前无系统体育锻炼史的中老年人为对照组，其中男性 15 名、女性 25 名。利用功能性动作筛查系统，检测识别中老年健身气功习练者的局限性功能动作和身体的不对称，发现个体的动作模式在控制能力、稳定性、平衡性等基本能力方面的不足，通过对其动作质量进行评估，进而评价其健身效果。这一方面为今后有针对性地寻找出相对应的健身气功动作，研制个性化的健身气功"纠正性"运动处方提供参考；另一方面将会为健身气功运动的进一步科学、深入、广泛地开展提供有力的科技支撑。

第二，中老年人习练健身气功的健心效果研究——"健康中国"视域下健身气功习练对中老年人群幸福指数的影响研究。本研究采用文献综述法、问卷调查法和访谈法对不同社会环境下习练健身气功对中老年人群幸福指数的影响进行分析。研究分两个阶段。

第一阶段，对中老年健身气功练习者幸福指数的相关情况进行调查与分析。

作为反映老年人生命质量的一个重要指标，幸福指数体现了老年人对其健康、生活状况及生存质量的自我评价和期望。因此，选取社区中老年健身气功习练人群为研究对象，在对其健身气功习练的时间、强度和频率与幸福指数的关系进行调查的基础上，尝试探索健身气功习练对中老年人群的身体素质、生活质量、成就感、社会人际关系和安全状况等幸福指数的几个维度的不同影响，其研究结果将会对今后进一步提高中老年习练人群的健康水平和生活幸福感，以及在全民健身中推广和普及健身气功功法，使之更好地符合"健康中国"建设的战略起到一定的促进作用。

第二阶段，新冠病毒流行期间中老年人群健身气功习练者幸福感的调查和分析。

在 2020 年新冠病毒流行期间，许多中老年健身气功习练者在无法聚集练习时，仍能坚持居家习练健身气功。针对特殊的社会环境，本研究对新冠病毒流行期间居家习练健身气功的中老年人群幸福感进行了调查和分析，使有关中老年人习练健身气功的健心效果研究内容更加丰富，研究成果将为今后在全民健身中更好地发展和推广健身气功夯实理论和实践基础，同时为"健康中国"视域下助力健身气功这一民族传统健身项目在建设和谐老龄化社会服务中绽放新的光彩贡献一份力量。

综上可知，本书聚焦于习练健身气功对中老年人身心健康促进效果影响方面的研究。首先，基于体质健康视角，以中老年女性练习者为研究对象，通过监测习练干预后其体质相关指标的变化，探讨健身气功促进中老年女性体质的效果及相关机制，揭示中老年女性体质状况与习练健身气功的关系，为今后有针对性地研制健身气功运动处方提供一定的参考。其次，利用获取中老年健身气功习练人群的体质数据，构建中老年健身气功健身效果评价模型，为今后健身气功健身评价服务系统的设计开发和健身气功健身评价与指导的网络化、信息化服务的实现提供有力的保障。再次，利用功能性动作筛查系统，检测识别中老年健身气功习练者的局限性功能动作和身体的不对称，对其动作质量进行评估，进而评价其健身效果，为推进健身气功进一步科学、深入、广泛地开展提供坚实的科技支撑。最后，立足中老年人群，开展习练健身气功对其心理状态影响的研究，探索利用幸福指数来反馈不同社会环境下健身气功习练人群的锻炼效果和质量，从而促进健身气功运动更好地在"健康中国"视域下充分发挥优势功能，为健身气功在全民健身中的科学化发展和推广提供依据。

目 录

1 绪论

1.1 研究背景

1.1.1 现实背景

人民健康是民族昌盛和国家富强的重要标志。随着人民生活水平的提高，作为幸福的根本保障条件，健康问题已成为国家政府关注的头等大事之一。改革开放后，随着我国市场经济和科技事业的持续发展，与人民健康息息相关的医疗保障制度、公共卫生服务体系也越来越健全。这就促使在日常生活中，人们的需求已从满足基本物质生活需要层面，上升为获取美好生活、追求幸福人生的层面。对此，党中央、国务院于 2016 年印发了《"健康中国 2030"规划纲要》，为中国人描绘了"健康中国"建设的宏伟蓝图，制定了今后全民齐心共同推动"健康中国"建设的行动纲领，全方位地提升了全体人民的使命感和责任感，助力中华民族的伟大复兴[1]。党的十八大以来，我国卫生健康事业已取得非常可喜的成绩，不但大幅提升了医疗卫生服务水平，而且数据显示，我国居民主要健康指标总体已超过中高收入国家平均水平[2]。

进入 21 世纪以后，我国已经逐渐成为世界上老年人口最多的国家。根据国家统计局 2023 年底发布的最新数据，截至 2023 年 2 月，全国已有 2.8 亿 60 岁及以上的老年人口，占人口总数的 19.8%；大约有 2.1 亿 65 岁及以上老年人口，占人口总数的 14.8%。从上述数据可以看出，我国已经迈入了深度老龄化社会阶段，并且在今后很长的一段时间内，这一比例还会不断上升。到 2035 年，预计将有超过 4 亿的 60 岁及以上老年人口，在总人口中的占比将超过 30%，这就标志着 10 多年后，我国社会将进入重度老龄化阶段。初步估计，到 2040 年 65 岁及以上老年人口数在总人口中的比例将超过 20%[3]。同时，老年人口高龄化趋势日益明显：80 岁及以上高龄老人正以每年 5% 的速度增加，到 2040 年将增加到 7400 多万人。男女老年人口性别间的死亡差异导致女性老年人在老年人口中占比一直高于男性[4]。由此可见，与老年时代和长寿时代相伴随而来的还有我国不断向重度老龄化社会发展而带来的社会、经济等诸多方面的问题，同时，中老年人对健康养老、活力养老的需求也日益迫切。那么，如何实现中老年人对高品质养老生活的期望便成为国家、社会、家庭及个人共同关注的问题。

在此社会大背景下，我们发现伴随着人口老龄化的发展，工业化和城镇化的加剧，生

① 李彪."健康中国"视域下中国武术健康价值的时代审视 [D]. 苏州：苏州大学, 2018.
② 鲍勇. 健康中国行动及健康上海发展战略 [J]. 健康研究, 2020, 40 (1)：1-5, 15.
③ 中国产业信息.2017—2022 年中国养老产业行业发展趋势及投资战略研究报告 [EB/OL]. (2016-12-01) [2020-12-17] https://www.chyxx.com/docs/download/473223.html.
④ 傅琰煜. 闽南地区养老设施空间环境营造 [D]. 泉州：华侨大学, 2013.

态环境的恶化，人们生活行为方式的变化，慢性非传染性疾病（以下简称"慢性病"）已成为我国居民死亡的首要原因，并逐渐加重人们疾病病费的负担。我国中老年人整体健康状况并不容乐观，心脑血管疾病、癌症、慢性呼吸系统疾病、糖尿病等慢性病的发病率正逐年上升，目前，就有大约 1.8 亿老年人患有慢性病，而且患有一种及以上慢性病的老年人比例已达到 75%[①]，这不但加重了老年人的经济负担，严重降低了他们晚年的生活质量，而且成为制约国人健康预期寿命提高的重要因素之一。

基于此，立足《"健康中国 2030"规划纲要》和《健康中国行动（2019—2030 年）》，针对目前中老年人慢性病关口前移的情况，国家、政府、社会到个人都积极开展有效的干预措施，以帮助老年人群不生病、少生病，提高老年人的身心健康水平，改善他们的生活质量，实现全体老年人健康长寿的最终目标。

健身气功是以健身为目的，以比较缓和的形体活动为基础，身心状态趋向于调身、调息和调心的三调合一的体育运动项目[②]。早在 2003 年 2 月，健身气功就经国家体育总局批准，成为第 97 个体育运动项目，为了加强对群众性健身气功活动的管理，国家体育总局专门成立了健身气功管理中心和中国健身气功协会，这两个部门的建立进一步推动了健身气功运动的普及[③]。早在 2006 年 11 月，国家体育总局颁布的第 9 号令——《健身气功管理办法》中进一步界定了"健身气功"的概念：健身气功是中华悠久文化的组成部分，是以增进身心健康为目的，以自身形体活动、呼吸吐纳、心理调节相结合为主要运动形式的民族传统体育项目[④]。

在不断地对优秀传统气功功法进行挖掘整理的基础上，到目前为止，国家体育总局已重新组织编创了"五禽戏""六字诀""八段锦""易筋经""明目功"等 11 种健身气功，在全国试行推广，并取得了可喜成果。近二十年来，健身气功因形式多样，易于掌握，对运动场地无严格要求，一直受到广大中老年人群的喜爱，对中老年人身心健康的积极促进作用已得到认可[⑤]，并得到《全民健身计划（2016—2020 年）》《中医药健康服务发展规划（2015—2020 年）》和《"健康中国 2030"规划纲要》等政策文件的支持，而且《"健康中国 2030"规划纲要》中就明确提出，对于深受广大群众喜爱的运动项目，国家支持太极拳、健身气功等民族、民俗、民间传统运动项目在中老年人群中的推广[⑥]。

① 李艾春.基于老年慢性病患者失能分型的疾病直接经济负担及影响因素研究 [D]. 武汉：华中科技大学，2023.
② 申可.西宁市健身气功开展现状的研究 [D]. 西宁：青海师范大学，2014.
③ 张程.健身气功对高校特殊学生身心健康影响的实验研究 [D]. 长春：东北师范大学，2019.
④ 严军，钟袁源，张安然，等.健身气功在改善和促进人体健康方面的应用研究进展 [J]. 江西中医药大学学报，2019，31（2）：117-120.
⑤ 徐美琴，胡诗莉，徐增智.近 20 年健身气功对中老年人身心健康的影响研究 [J]. 冰雪体育创新研究，2022（16）：184-187.
⑥ 中共中央、国务院."健康中国 2030"规划纲要 [EB/OL]. (2016-8-26) https://www.gov.cn/zhengce，2016.

1.1.2 理论背景

1.1.2.1 《"健康中国 2030"规划纲要》

2016 年 10 月，中共中央、国务院印发的《"健康中国 2030"规划纲要》的第六章"提高全民身体素质"中的第二节"广泛开展全民健身运动"中提出：要继续制定和实施全民健身计划，进一步普及科学健身知识，不断优化健身方法，从而推动全民健身的生活化。加强社会体育指导员的培训，广泛开展全民健身指导服务，通过制定和完善国家体育锻炼标准，促进群众健身休闲运动的发展，丰富和完善全民健身体系，大力支持群众喜闻乐见的运动项目的发展，对适合不同人群、带有不同地域特点的特色运动项目从政府层面鼓励开发，国家支持太极拳、健身气功等民族民俗民间传统运动项目在中老年人群中的推广[1]。第六章第四节"促进重点人群体育活动"中特别强调：针对青少年、妇女、老年人、职业群体及残疾人等特殊群体，要加强科学指导，制定实施专门的体质健康干预计划，推动妇女、老年人和职业群体积极参与全民健身[2]。这些思想在理论上指导体育工作者要立足国家和社会需要，以健康为优先发展的战略方针，将促进健康的理念融入中老年人群健身方案制定实施的全过程，指导他们选择与自身体质和健康状况相适应的运动方式，量力而行进行体育锻炼，加快形成有利于自己身心健康发展的健身模式。

1.1.2.2 健身气功的基本原理

我国传统健身气功功法具有悠久的历史，主要是以自身形体活动、呼吸吐纳、心理调节相结合为主要运动形式的民族传统体育项目，是中华悠久文化的重要组成部分[3]。在健身气功漫长的发展历史中，通过对"整体观""阴阳""五行"等为代表的中医文化理论不断借鉴和融合，逐渐形成以中医"治未病"理论为指导思想，以防病养生为习练目标，通过对"动静结合、刚柔共济、天人合一"等功法动作的练习，达到调节"经络""气血""筋骨"等目的，其运动模式具备"拔骨伸筋、旋转屈伸、形神共养"等特征[4]。总之，健身气功主要是通过"调身""调息""调心"三调合一的锻炼方式，达到促进人体身心健康的目的[5]。

调身，这里主要是指习练健身气功过程中的调整身形，也就是说在练功过程中对身体姿势或动作进行主动自觉的调整和锻炼，使之逐渐达到练功的要求和目的。以调身作为调息和调心的前提，是健身气功锻炼的基础[6]，其基本目的是"形正体松"，所谓"形不正则气不顺，气不顺则意不守，意不守则气散乱"就是这个道理[7]，它也是增进健康的重要手段。

① 杨雪.健康中国视域下恩施土家族摆手舞的发展研究 [D].兰州：西北师范大学，2022.
② 张劲松，张树巍.共享发展理念下高校体育资源服务老龄人口健身需求的研究 [J].体育科技，2020，41（6）：55-56.
③ 韩雪，郑晓波.健身气功在高校的传播及养生价值浅析 [J].才智，2012（1）：251.
④ 李晶，李建国，谢兴文.传统健身功法防治绝经后骨质疏松症的临床研究进展 [J].甘肃科技，2020，36（20）：135-138+126.
⑤ 郭郁，魏泽仁，胡庆川.基于 δ 和 θ 频带脑电功率谱分析八段锦对不同神经质人格大学生的"调心"效应 [J].中华中医药杂志，2019，34（11）：5454-5459.
⑥ 石伟.健身气功的特点和健身机理 [J].科学大众（科学教育），2016（5）：174+166.
⑦ 刘风震.中医导引术运用于肢体麻痹治疗的可行性探讨 [D].广州：广州中医药大学，2015.

呼吸是人类的基本特征之一，可保证机体由自然界获得氧气、排出二氧化碳，以维持人体的正常生理活动。呼吸由外呼吸和内呼吸组成：在肺内进行的外界空气与血液的气体交换是外呼吸，又称肺呼吸；内呼吸是血液与组织细胞间的气体交换，也叫组织呼吸。健身气功中的调息，主要是指调整肺呼吸[①]，也就是外呼吸。调息就是指习练健身气功时，通过意念的引导作用，在身体运动的配合下，主动自觉地调整和控制呼吸[②]，将习以为常的胸式呼吸引导到绵、缓、细、匀、深、长的腹式呼吸。

所谓调心，是健身气功"三调"中最重要的一环，就是在习练时主动自觉地对自我意识和思维活动进行调整和控制，以达到习练健身气功功法动作的要求和目的[③]。在健身气功练习中，无论是做肢体运动，还是进行呼吸运动，都与人们处于自然状态下的肢体活动和呼吸活动不一样，严格地讲，这种习练动作是受意念调控的一种身体运动和吐故纳新活动[④]。中医所说的"心者，君主之官也"和"主明则下安，以此养生则寿，殁世不殆，以为天下则大昌"就是这个道理[⑤]。同时，调心就是调神，中医讲"心主神智"，即自觉地调节中枢神经，也就是通过道德修养、调摄心神、少私寡欲、安静愉悦等方式，来达到心清、神静、意念专一的"返璞归真"境[⑥]，其核心目的就是要"涤除玄览"，使"思想趋于单一"。

1.2 问题的提出

从以上现实背景可以看出：

第一，立足人民健康角度。从宏观和中观层面而言，随着人民生活水平的提高，党中央和各级政府越来越重视人民群众的身心健康问题，把它上升到关系到国家民族命运、人民生活幸福安康的头等大事之一，不但印发了《"健康中国 2030"规划纲要》，为中国人描绘了健康中国建设的宏伟蓝图，制定了今后全民齐心共同推动健康中国建设的行动纲领，还出台了《健康中国行动（2019—2030 年）》（以下简称《健康中国行动》），充分体现了党中央优先发展人民健康的战略思想[⑦]。

从微观层面而言，作为运动医学工作者，应坚持立足党中央、国务院的高瞻远瞩，坚持以人民利益高于一切的工作思想，为人民健康水平的提高，从自身专业出发，在工作中不断优化健康保障，并基于体育和医学方面的基础知识，努力打造服务于广大人民群众的运动健身服务指导资源体系和平台。

第二，立足老龄化的社会背景。当前的现实是，中国步入老龄化社会正以几何级数的速度向前迈进。在中国，不久的将来，将从一个"老龄化"社会转变成为一个"高龄化"

① 郑岩博 . 中西传统医学若干基本概念以及疲劳的比较研究 [D]. 北京：北京中医药大学，2010.
② 宋亚佩 . 健身气功基本技术的理论阐释研究 [D]. 上海：上海体育学院，2021.
③ 王桢 . 健身气功调心的生物学心理学诠释 [D]. 北京：北京体育大学，2017.
④ 王晓军 . 中医运动处方理论及其治疗个案研究 [D]. 北京：北京体育大学，2011.
⑤ 张元贵，邱仕君 . 论心肺相关的内在机制 [J]. 光明中医，2016，31 (15)：2166-2168.
⑥ 朱承敏，马钢，王琼 . 在全民健身中推广和普及健身气功的现实意义——基于"健康中国"视角 [J]. 武术研究，2018，3 (10)：97-99+111.
⑦ 董瑛 . 清廉中国的逻辑体系与时代建构 [J]. 人民论坛·学术前沿，2019 (23)：76-87+158.

社会。那么如何开展有效的健康促进行动，采取有效干预措施，进一步前移中老年人慢性病关口，通过努力使他们不生病、少生病，提高老年人的健康水平和生活质量，这对于实现全社会的"健康老龄化"的目标，具有非常重要的社会意义。

第三，立足健身气功发展形势。作为中华悠久的传统文化组成，在被国家体育总局确立为第 97 个体育运动项目后，健身气功管理中心已重新组织编创了 11 种健身气功功法，并在全国试行推广，取得了可喜的成果。迄今为止，因健身气功形式多样，易于掌握，对运动场地无严格要求，已被广大中老年人群接受，并得到各方面重视和支持，《"健康中国 2030"规划纲要》中更明确提出，国家支持在中老年人群中推广太极拳、健身气功等群众喜闻乐见的民族传统运动项目[①]。

通过以上的理论背景分析发现：

第一，《全民健身计划（2016—2020 年）》《中医药健康服务发展规划（2015—2020 年）》《"健康中国 2030"规划纲要》和《健康中国行动》等政策文件的发布和实施，充分体现了党和政府实施健康中国战略的重大决策部署，维护广大人民群众健康的坚定决心。这就要求体育工作者在上述政策文件的指导下，把发展人民健康放到工作的中心位置，将健康促进的教育行为融入中老年人群健身方案制定实施的全过程，指导他们有选择地从事适应自身体质和健康的运动，根据自身的身体状态来进行体育锻炼[②]，加快形成有利于自己身心健康发展的健身模式。

第二，自 21 世纪开始，作为深受广大中老年健身人群的喜爱的健身形式，健身气功的健身机理也受到广大体育科研工作者的关注。在对健身气功健身机制的研究中，虽然学者们不懈探索，也获取了习练健身气功对人体健康的促进方面很多有科学价值的研究成果，但现有文献大都聚焦于单一健身气功功法对中老年身体健康或心理健康的影响，研究比较单一、系统性不强，对习练健身气功对中老年身心健康的联合促进效果的全面、系统的研究还不多见。而且，有关健身气功促进健身效果评价方法方面的理论和实证研究鲜有涉及，特别是在面对特殊公共卫生问题的情况下，习练健身气功对中老年心理状态的影响还未见报道。据此，本研究围绕上述问题展开相关研究，立足"调身""调息""调心"三调合一的中医基本理论，结合健身气功"拔骨伸筋、旋转屈伸、形神共养"等基本功法特征，从"习练健身气功功法—促进身体健康—促进心理健康"的分析逻辑，深入全面地探讨习练健身气功对中老年身心健康的促进效果和机理。为了达到研究目的，亟待进行以下相关研究。

（1）在进行中老年习练人群体质等指标测试的基础上，构建中老年健身气功健身效果评价模型的研究；利用 FMS 对中老年健身气功习练者进行动作筛查，拓展中老年人群健身气功动作效果评价方法的研究。

（2）在了解习练健身气功对中老年人群焦虑等不良情绪的缓解作用的基础上，探讨各种社会环境包括特殊社会环境下习练健身气功对人群心理状态的影响。

---

① 王莉华，张樱. 老年人太极拳锻炼行为及其对健康的影响 [J]. 体育学研究，2020，34（6）：79-85.
② 贾鑫. 中国老年人健康素养现状及其相关研究进展 [J]. 中国公共卫生管理，2020，36（6）：790-793.

综上，通过本研究可以更好地评价健身气功的作用效果，丰富健身气功促进中老年人群身心健康的理论机制和应用实践，为其科学化发展和在全民健身中推广提供理论指导和保障。

1.3 研究意义

健康是促进人的全面发展的必然要求，是经济社会发展的基础条件。实现国民健康长寿，是国家富强、民族振兴的重要标志，也是全国各族人民的共同愿望[①]。党和政府历来重视人民健康。2023 年 3 月 17 日，体育总局办公厅印发《2023 年群众体育工作要点》（以下简称《工作要点》），提出了学习宣传贯彻党的二十大精神，强化政策研究完善工作制度，破解"健身去哪儿"难题，推动全民健身与全民健康深度融合，强化各级各类全民健身组织，加大传播推广力度，推动形成"大群体"格局等 12 个领域重点工作。在这些重点工作中，"全民健身与全民健康深度融合、强化各级各类全民健身组织等"被再次列入工作重点，其中，"推动全民健身与全民健康深度融合"，就是提出鼓励支持各级体育行政部门与卫生健康部门开展体卫融合，总结可复制、可推广的体卫融合典型经验。近 20 年来，国家体育总局健身气功管理中心通过充分发挥健身气功项目优势，一直致力于全民健身与全民健康深度融合的推动工作。为了全方位、多角度深入开展全民健身活动，不断创新推广形式，根据不同年龄人群、不同场景，不断创编各类健身气功功法科普作品，目前健身气功功法已扩展到 11 种；同时，还深入基层、深入群众，举办不同形式的健身气功大讲堂，引导广大群众主动习练健身气功，例如，多年来一直积极开展的"科学健身进机关、进社区送健康——健身气功惠民行"活动，进一步推动了健身气功在全社会中的推广和发展。

在"健康中国"的社会背景下，随着国家体育总局健身气功管理中心对健身气功功法进行的广泛宣传和推广，包括中老年人在内的各年龄段的人群参与健身气功锻炼的热情空前高涨，越来越多的人群选择健身气功锻炼作为运动健身的运动方式。基于此，本研究具有以下现实意义。

①本研究基于习练参与性较好的中老年女性人群，探讨健身气功对中老年女性人群体质状况的影响，为不同年龄段中老年女性人群能够根据自己身体状况习练健身气功提供科学的指导，同时为今后进一步扩展到中老年男性习练人群的相关研究提供参考。

②本研究所获得的中老年健身气功健身效果评价模型，将为今后健身气功健身评价服务系统的设计开发和健身气功健身评价与指导的网络化、信息化服务的实现提供有力的理论参考和实践保障，并为推进健身气功健身进一步科学、深入、广泛地开展提供坚实的科技支撑。

③本研究利用功能性动作筛查（FMS）对健身气功习练人群的锻炼效果进行评估，并在此基础上，探讨中老年健身气功习练人群应用 FMS 进行健身效果评价的可能性，提出

---

① 张振祥，贾朋社，傅萍. 健康产业专业方向发展形势与策略研究——以三亚学院为例 [J]. 经贸实践，2017（12）：271-272.

可将 FMS 的针对性评估应用于研制中老年人群健身气功"纠正性"运动处方的过程中，本研究的这一尝试将为今后促进健身气功在全民健身中的科学化发展和推广提供理论依据和实践参考。

④本研究立足于中老年人群，利用幸福指数来反馈健身气功习练人群的锻炼效果和质量，探索习练健身气功对改善中老年人心理健康状况、调节其消极状态与情绪的促进效果，为今后在"健康中国"视域下充分发挥健身气功的优势健身功能以及健身气功在全民健身中的科学化发展和推广提供依据。

⑤本研究立足于新冠病毒流行期间特殊的社会环境背景，以坚持居家习练健身气功的中老年人为研究对象，研究坚持习练健身气功对中老年人群幸福指数的影响，探索在发生重大卫生问题等特殊社会氛围下，利用幸福指数来反馈健身气功习练人群的锻炼效果和质量的可行性，促进健身气功这一民族传统健身项目在建设和谐老龄化社会服务中不断绽放新的光彩。

综上，推动健身气功运动的可持续发展，使之走上为人民健康服务的发展之路是体育科研工作者的神圣使命，尤其是在"健康中国"战略和"健康老龄化"背景下，我们应积极探索健身气功运动增进中老年人群身心健康的价值，全面挖掘其丰富的健身养生功能，使其更好地为人民幸福服务，从而推动健身气功向更加健康生态的方向发展。

1.4 相关概念界定

1.4.1 健康的概念

1977 年，世界卫生组织将健康概念确定为："不仅仅是没有疾病和身体虚弱，而是身体、心理和社会适应的完满状态。"[1]到 20 世纪 90 年代，健康的含义加入了环境的因素，即认为健康应该为"生理—心理—社会—环境"四者的和谐统一。

1.4.2 身心健康的概念界定

从世界卫生组织健康概念出发，可以对身心健康的概念有一定的界定。一般来说，身心健康主要包括身体健康和心理健康。身体健康是指人体各个器官和系统的功能正常，没有疾病和异常症状；心理健康则是指人的心理状态良好，能够适应环境的压力和变化。

研究表明，适量的运动是保持身体健康的重要方式之一[2]，人们可以通过选择自己喜欢的运动项目来坚持运动，增强体质，提高免疫力。心理健康对人们来说也是至关重要的，培养兴趣爱好（例如体育运动爱好）也是保持心理健康的有效途径之一。可以找到自己喜欢的运动项目，投入其中，通过运动带来快乐和满足感，从而缓解压力和紧张情绪。

1.4.3 健身气功的学理探究

"健身气功"由"健身"和"气功"两个名词合成。作为国家体育总局 2003 年接纳的

---

① 谷延辉. 河北师范大学学生体质健康现状分析与对策研究 [D]. 石家庄：河北师范大学，2012.

② 杨春霞，廖梅. 计步运动量化干预对缺乏运动的中年人血压、血脂和血糖水平的影响 [J]. 现代医院，2014，14(6)：153-154.

第 97 个体育运动项目，首先就要从体育运动的范畴探讨健身气功的概念。以此为前提，探讨"健身气功"概念的含义可以分为三个步骤，即先分别探讨"健身"和"气功"两个词语的含义，再与体育运动的相联系来探讨这一复合词组的含义[①]。

1.4.3.1　健身的概念探析

"健身"这个词语由"健"和"身"两个单字组成。"健"与"身"的关系是古汉语中的"使动用法"关系，前者支配后者，两个字合起来是"使身体健康"的意思[②]。在日常生活中，这个词语常与各种体育运动联系在一起，例如"健身操""健身球"等。因为"使身体健康"是一个目标，而实现这一目标就必须落实到某种具体的行为，而与此目标相关的行为首先就是各种各样的身体活动。人们可以在健身活动中领悟体育运动的基本精髓，从而使健身的最终目标在体育运动项目的丰富多彩中得以充分落实。

1.4.3.2　气功的概念界定

目前，较为权威的"气功"的定义来自全国中医药行业高等教育"十三五"规划教材《中医气功学》。该教材对气功的解释为"调身、调息、调心合为一体的身心锻炼技能"[③]。调身、调息、调心在气功学里简称为"三调"。这个解释的特点是将气功定性为"三调合一"的操作技能，认为达到三调合一的身心活动就是气功；三调合一的状态或境界即是气功修炼的基本特征[④]。

1.4.3.3　健身气功的概念辨析

"健身气功"是由"健身"与"气功"这两个名词合成的，这两个词在新组成的词中处于互相限定的关系。"健身"从狭义上讲是一个体育运动项目，从广义上讲可认为是"一种温和运动方式，以循序渐进的运动原则实施，尽可能接近并超越自身现有运动能力的行为"；而"气功"从狭义上讲是一种传统体育功法，从广义上讲是"一种以中医理论（调心、调身、调息）为基础，立足整体生命观，发挥人体主动性，运用意识活动结合外在运动的锻炼形式，其目的是提高人体的生命功能，促使从人的自然的本能转变为自觉智能的实践活动"。具体联系辨析如下：

首先，健身气功是以健身为目的[⑤]，其舍弃了气功目的中可能与伪科学相联系的其他目的后，就与体育运动的基本目的相一致。因此就气功而言，运动的目的就被限定于健康身心的体育运动形式。

其次，健身气功作为以比较缓和的形体活动为基础，身心状态趋向于调身、调息和调心的三调合一的体育运动项目[⑥]，具有自己特有的锻炼方式和规律，这就意味着它从运动形式上符合"健身"的运动原则，即循序渐进、全面性、个别性等原则，这也是健身气功能够成为一项新兴的独立体育运动项目的原因所在。

基于此，可认为健身气功的命名，一方面就是用"健身"来限定"气功"这种实践活

---

① 袁玉彬 . 浙江省健身气功发展现状分析及对策研究 [D]. 金华：浙江师范大学，2014.

② 袁玉彬 . 浙江省健身气功发展现状分析及对策研究 [D]. 金华：浙江师范大学，2014.

③ 袁玉彬 . 浙江省健身气功发展现状分析及对策研究 [D]. 金华：浙江师范大学，2014.

④ 袁玉彬 . 浙江省健身气功发展现状分析及对策研究 [D]. 金华：浙江师范大学，2014.

⑤ 韩雪，郑晓波 . 健身气功在高校的传播及养生价值浅析 [J]. 才智，2012 (1)：251.

⑥ 韩雪，郑晓波 . 健身气功在高校的传播及养生价值浅析 [J]. 才智，2012 (1)：251.

动的目的，另一方面是用"气功"来对接"健身"的运动方式，其中又互相成就、互相影响，这种关系符合体育运动和气功之间需相互限制的基本要求。

1.5　研究对象和研究内容

1.5.1　研究对象

从 2014 年起，截至 2022 年，以沈阳市市区 6 个健身气功习练点（它们分别是沈阳市和平区阳春园健身气功习练点、沈河区八一公园辅导站、和平区西塔辅导站、铁西区克俭公园辅导站、铁西区劳动公园辅导站、苏家屯区奥园辅导站）45～69 岁身体健康、可进行适宜运动的中老年健身气功习练人群为研究对象，对其进行了系列追踪调查和研究。

人群纳入标准：近半年没有感觉障碍、前庭和小脑病变、眩晕症、梅尼埃病以及心理障碍等情况，或虽有但已得到良好的控制（无后遗症），没有长期服用影响骨代谢的药品和患有影响骨代谢的相关疾病[①]；没有血脂异常和服用降血脂药物。

在各个研究阶段，均根据实际情况，对当时纳入人群进行合理分组。在研究过程中，所有研究对象均签署《自愿参与研究知情协议书》。

1.5.2　研究内容

整个研究分为五个部分，全面深入地探讨了在"健康中国"背景下，习练健身气功对中老年人群身心健康的促进作用（图 1-1）。

第一部分，绪论。首先阐述了本研究的研究背景，包括理论背景和现实背景两个方面，并分析了本研究的关键问题及研究意义；其次，对健康、身心健康和健身气功等进行了概念界定；最后，归纳出本研究的研究对象、研究内容、研究方法以及技术路线。

第二部分，国内外相关研究进展。首先，对健身气功的发展概况和各类健身气功功法特点和注意事项进行了综合介绍；其次，从习练各类健身气功对中老年人心血管系统、运动系统、中枢神经系统、免疫系统、呼吸系统等的影响研究现状，国内外学者立足中医理论结合各类功法特点对影响机理的研究现状进行梳理和总结；从习练健身气功对中老年人认知能力、情绪调节作用和对生活（生命）质量的影响等方面，梳理综述了国内外中老年人习练健身气功的健心影响的研究现状；最后，对相关文献进行研究述评。

第三部分，中老年人习练健身气功的健身效果和评价方法研究。首先，基于体质健康视角，以中老年女性练习者为研究对象，通过监测习练干预后，其体质相关指标的变化，探讨健身气功促进中老年女性体质的效果及相关机制，揭示中老年女性体质状况与习练健身气功的关系，为今后有针对性地研制健身气功运动处方提供一定的参考。其次，利用获取中老年健身气功习练人群的体质数据，构建中老年健身气功健身效果评价模型，为今后健身气功健身评价服务系统的设计开发、健身气功健身评价与指导的网络化、信息化服务的实现提供有力的保障，并为推进健身气功进一步科学、深入、广泛地开展提供坚实的科

① 王琪.健身气功对绝经后女性静态平衡能力的研究[D].沈阳：沈阳体育学院，2014.

技支撑。同时，尝试利用 FMS 对中老年健身气功习练者进行动作的筛查和评价，有针对性地寻找出相对应的健身气功动作，丰富健身气功科学锻炼的理论基础，为今后研制个性化的健身气功"纠正性"运动处方提供参考。

第四部分，中老年人习练健身气功的健心效果研究——"健康中国"视域下健身气功习练对中老年人群幸福指数的影响研究。主要采用文献综述法、问卷调查法和访谈法对不同社会环境下，习练健身气功对中老年人群幸福指数的影响进行分析。首先，对中老年健身气功练习者幸福指数的相关情况进行调查与分析。选取社区中老年健身气功习练人群为研究对象，在对其健身气功习练的时间、强度和频率与幸福指数的关系进行调查的基础上，尝试探索健身气功习练对中老年人群的身体素质、生活质量、成就感、社会人际关系和安全状况等幸福指数的几个维度的不同影响，其研究结果将会对今后进一步提高中老年习练人群的健康水平和生活幸福感，在全民健身中推广和普及健身气功功法，使之更好地符合"健康中国"建设的战略起到一定的促进作用。其次，对新冠病毒流行期间中老年人群健身气功习练者幸福感进行了调查和分析。针对 2020 年新冠病毒流行这种特殊的社会环境，许多中老年健身气功习练者在无法聚集练习时仍能坚持居家练习健身气功的情况，对居家习练健身气功的中老年人群幸福感进行了调查和分析，使研究内容更加丰富，其研究成果将为今后在全民健身中更好地发展和推广健身气功夯实理论和实践基础，同时为"健康中国"视域下助力健身气功这一民族传统健身项目，在建设和谐老龄化社会服务中绽放新的光彩贡献一份力量。

第五部分，结论与展望。首先阐述了本研究的主要结论、相关启示和主要创新点，其次指出本研究的局限之处及未来的研究展望。

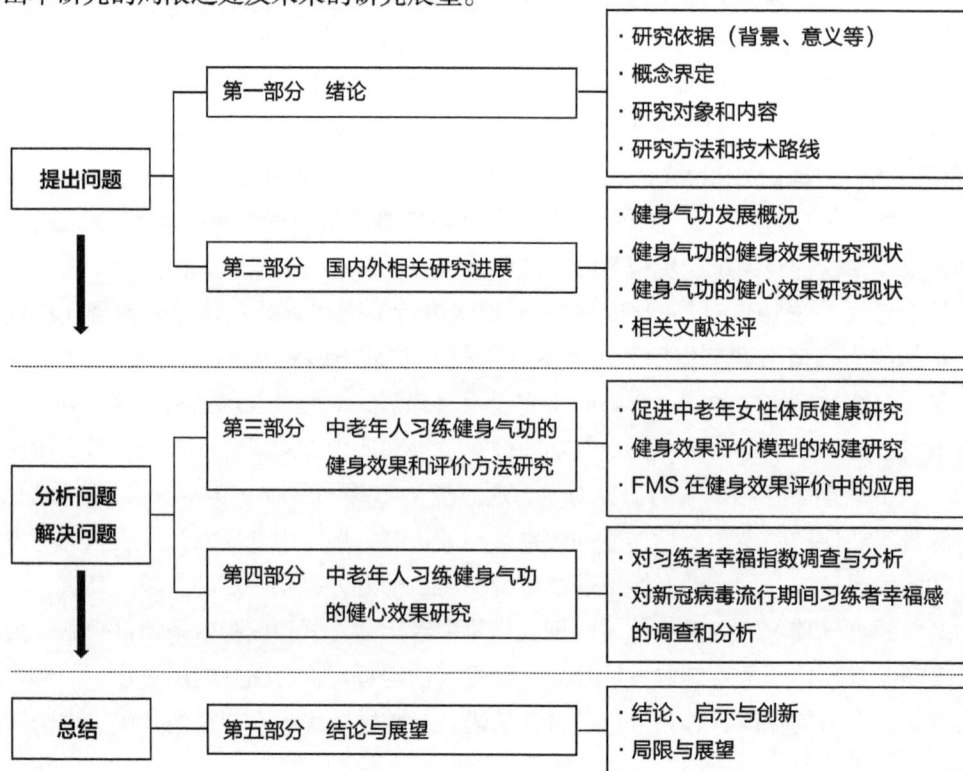

图1-1 本书章节结构

1.6 研究方法与技术路线

1.6.1 研究方法

围绕健身气功习练对中老年人群身体健康和心理健康等影响的研究方向，在健康理论、《"健康中国 2030"规划纲要》和《健康中国行动》的指导下，以调查研究、实验研究为主要研究方法，通过综合运用文献综述、问卷调查、测试和访谈等多种研究工具，探索习练健身气功对中老年人身心健康促进效果的影响。

1.6.1.1 文献综述法

文献分析法为本研究的顺利实施提供了重要保障。

在研究的不同阶段，根据研究需要，分别采取研究过程所需要的关键词，例如"传统健身气功""健身气功""体质""健身效果评价模型""幸福感""幸福指数""八段锦""负性情绪""Visual fatigue""traditional fitness Qigong""anxiety""depression""insomnia""negative emotion"等，在中国知网、万方、维普、掌桥科研、PubMed、EMbase、Ebsco、CBM、ScoPus、Cochrane Library 和 Web of Science 等平台检索 2000 至 2023 年间的相关文献，收集相关研究的文献资料，并查阅相关中医类和传统健身功法类的书籍文献，大致了解了前人对于该方向的研究状况和最新的研究进展，为本研究的整体选题、研究思路、实验方案设计、数据统计分析和撰写提供理论依据。

1.6.1.2 问卷调查法

研究所采用的问卷来源有两类。

第一类是来源于根据研究需要自行设计的调查问卷。主要有：

（1）《中老年女性健康和运动健身情况调查问卷》（附录 1），用于对全体研究对象的一般情况、平时参与体育运动情况（不限于健身气功）和健身气功简单习练情况进行调查。

（2）《健身气功练习者调查问卷》（附录 2），主要用于对习练健身气功人员的具体运动情况，包括习练功法种类、习练频率、习练后感受、习练时间等情况进行详细调查。

（3）《习练健身气功对中老年人群幸福指数影响情况的调查问卷》（附录 4）。

（4）《新冠病毒流行期间健身气功习练者心态情绪状况的调查问卷》（附录 5）。

第二类为国际通用的心理量表，主要有：

（1）采用《纽芬兰纪念大学幸福度量表》（附录 6），对习练健身气功对中老年居家人群幸福感的影响进行调查。该量表由纽芬兰纪念大学 Kozma 编制，以情感平衡理论为基础，从被调查者的个人健康、精神状况、对未来的希望等方面进行调查，由 24 个条目组成，其中有 5 个反映正性情感、5 个反映负性情感、7 个反映正性体验和 7 个反映负性体验，量表采用三级计分，即"是 = 0，不知道 = 1，否 = 2"，总幸福度 = 正性情感得分 – 负性情感得分 + 正性体验得分 – 负性体验得分 +24[①]；量表各维度内部一致性系数为 0.800 ~ 0.859，重测信度为 0.758。量表具有良好的同质性信度。

---

① 张美云，高亮 . 健身气功锻炼对老年人幸福感的影响 [J]. 中国老年学杂志，2018，38（16）：3925-3927.

（2）采用《情感平衡量表》（附录7），对新冠病毒流行期间居家习练健身气功对中老年人群幸福指数的影响进行调查，了解健身气功对释放生活压力、缓解焦虑等不良精神情绪的作用。情感平衡量表（Affect Balance Scale, ABS）用于测查人群的心理满意度，特别是可以反映调查对象"过去几周"的感受，情感平衡指标得分越高，积极情绪越多。情感平衡量表由美国布莱德本等人1969年编制。用于测查一般人群的心理满意程度。量表由正向情感分量表和负向情感分量表组成，各包含五个项目[1]。还有一个情感平衡分量表，是将前两个分量表的得分相减得到的。量表为自评式，纸笔测验，适用于成年人，要求受测者回答过去几周的感受。对正向情感的项目回答"是"记1分；对负向情感的项目回答"否"也记1分。情感平衡的计算以正向情感分减负向情感分，还需加一个系数5，其得分范围为1～9分。正向情感测验项目的相关系数为0.19～0.75；负向情感测验项目的相关系数为0.38～0.73[2]。重测信度正向情感分量表为0.83，负向情感分量表为0.81。

所有调查问卷和评估量表均由相关专业人员进行评估监控，实验开始前对相关专业人员统一进行培训，统一指导语。

1.6.1.3　测试法

在研究过程中，在社区健身气功练习站点，对健身气功练习人群进行各项研究所需基本数据的采集。其中，使用便携式国民体质监测仪器，对健身运动信息综合评价模型构建所需要的基本数据进行采集；采用便携式团队心率包、遥测心率表对受试者在健身气功运动过程中的运动强度进行遥测监控。依据国家体育总局制定的《国民体质测试标准手册》要求，所有测试仪器均为国家体育总局统一规定使用的监测器材[3]，由沈阳体育学院冬季项目技术诊断和机能评定实验室专业人员对研究对象进行监测和测试。

1.6.1.4　访谈法

专家访谈法。为保证本研究高质量地完成，多次就健身气功理论与实践、身体健康和心理健康指标选择等问题，对研究健身气功、运动生理学、运动医学和运动心理学的相关专家进行电话或面对面访谈，并对如何编制调查问卷、心理学量表的筛选等情况进行咨询，取得宝贵意见，为本研究奠定坚实的科学理论及实践基础。

习练人群访谈法。为制订调查问卷，走访了沈阳市各大健身气功习练点的骨干习练人群，对目前健身气功的习练现状进行了解，以获取第一手资料。

1.6.2　技术路线

遵循发现问题、分析问题、解决问题的基本思路，结合所提出的研究问题，设计本研究的技术路线[4]（图1-2）。技术路线阐明了本研究主要研究框架和研究内容、各部分之间的逻辑关系及各部分对应的研究方法。

---

① 邵晓钰.初中生受欺凌倾向与领悟社会支持水平的内观干预研究[D].哈尔滨：哈尔滨师范大学，2019.
② 李德琴.高职院校大学生主观幸福感现状、影响因素和干预研究[D].成都：西南交通大学，2012.
③ 黄晨曦，周青，王玉国.苏州外资企业员工体质现状调查分析[J].苏州市职业大学学报，2007（4）：112-116.
④ 汪杰."BOT+EPC"模式下高速公路项目总承包商成本控制研究[D].重庆：重庆交通大学，2016.

内在逻辑	总体框架	主要内容	研究方法

```
        内在逻辑        总体框架              主要内容                   研究方法

                                    *研究背景  *概念界定  *研究进展
                      绪论          ·现实背景   ·健康     ·研究进展        ①文献
        发现          (第一部分)    ·理论背景   ·身心健康  ·研究述评         综述
        问题          国内外相关                ·健身气功                   ②定性
                      研究进展                                             分析
                      (第二部分)            提出问题

                      中老年人习练
                      健身气功的健     健身气功促进   中老年健身气          ①文献
                      身效果和评价     中老年女性人   功习练人群健           综述
                      方法研究        群体质效果的   身效果评价模          ②问卷
        分析          (第三部分)      研究          型的构建研究            调查
        问题                                                             ③访谈法
                                                                        ④测试法

                      中老年人习练    中老年健身气    新冠病毒流行          ①文献
                      健身气功的健    功练习者幸福    期间中老年人           综述
                      心效果研究      指数的相关情    群健身气功习          ②问卷
        解决          (第四部分)      况调查与分析    练者幸福感的           调查
        问题                                        调查和分析           ③访谈法
                                                                        ④测试法

                      结论与展望
        解决          (第五部分)      结论与创新     局限与展望
        问题
```

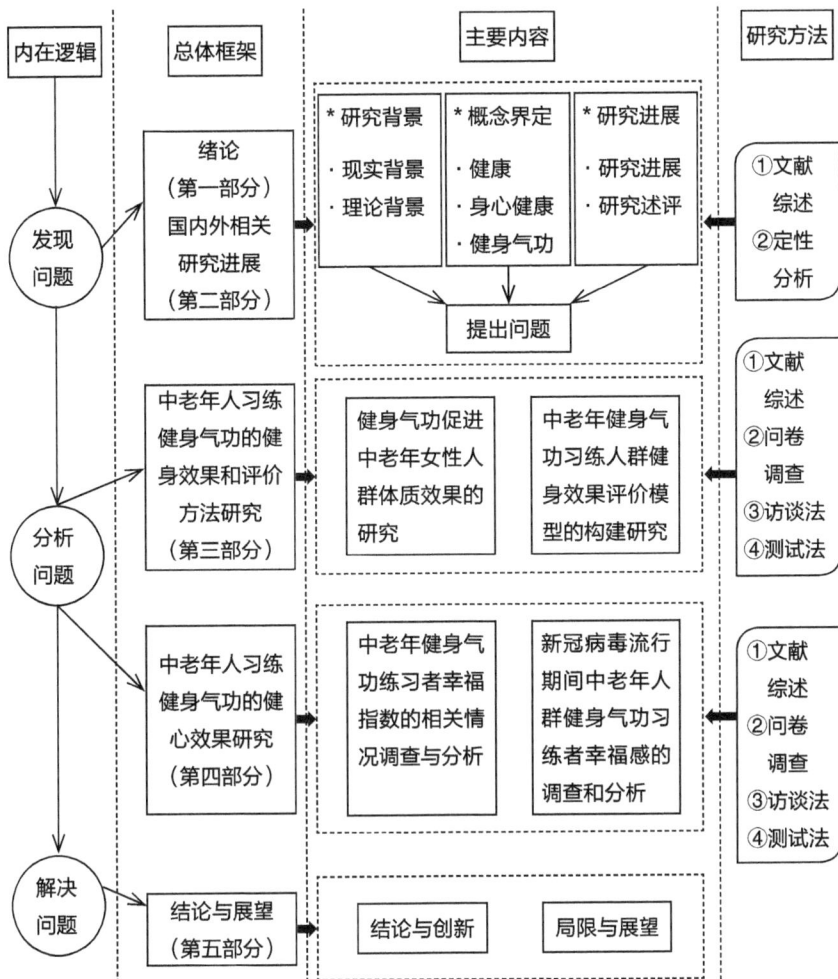

图1-2　技术路线图

13

2 国内外相关研究进展

目前，健身气功与健康促进研究是健身气功最大的研究热点，是拓展健身气功在临床应用的基础。其中，中老年人健身气功与健康促进主要聚焦于对健身原理（养生、导引、中医、调身、调心、身心统一等），慢性病（慢性阻塞性肺疾病、2 型糖尿病等）的辅助治疗效果，心理状态（抑郁、焦虑、生活质量等）的促进效果等方面。基于此，本章围绕"健身气功对中老年人健康促进（身心健康方面）"影响的核心问题开展相关文献研究，主要包括健身气功在我国发展脉络梳理、现阶段对健身气功主要功法特点的聚焦、健身气功对中老年人身体健康的促进效果、健身气功对中老年人心理健康的影响效果的国内外研究进展和支撑本研究的相关理论基础，以便为今后健身气功的相关研究提供理论和实践支撑。

2.1 健身气功发展概况

2.1.1 健身气功发展概述

气功是中华民族一项历史悠久的健身养生术，所包含的内容极为丰富。1996 年 8 月，为引导社会气功活动健康发展，促进社会主义精神文明建设，更好地为人民健康服务，气功被正式纳入政府管理范围。有关部委联合下发文件，第一次提出了"社会气功""健身气功""气功医疗"的概念[①]。所谓社会气功，是指"社会上众多人员参与的健身气功和气功医疗活动"。其中，"群众通过参加锻炼，从而强身健体、养生康复的，属健身气功"；"对他人传授或运用气功疗法直接治疗疾病，构成医疗行为的属气功医疗"[②]。

2000 年 7 月，中华人民共和国卫生部颁布的第 12 号令《医疗气功管理暂行规定》中将"气功医疗"改为"医疗气功"，并明确指出："运用气功方法治疗疾病构成医疗行为的为医疗气功。"[③]

2003 年 2 月，健身气功由国家体育总局批准，成为中国第 97 个正式的体育运动项目[④]。同时，为了加强对群众性健身气功活动的管理，国家体育总局专门成立了健身气功管理中心和中国健身气功协会[⑤]，这两个部门的建立进一步推动了健身气功运动的普及。

2006 年 11 月，国家体育总局颁布第 9 号令——《健身气功管理办法》，进一步明确了"健身气功"的概念：健身气功是中华悠久文化的组成部分，是以增进身心健康

---

① 王宇新."六字诀"运动养生文化的源流、价值以及推广路径研究 [D]. 南京：南京师范大学，2020.
② 李雄锋. 现阶段我国健身气功协会的发展研究 [D]. 北京：北京体育大学，2009.
③ 李雄锋. 现阶段我国健身气功协会的发展研究 [D]. 北京：北京体育大学，2009.
④ 申可. 西宁市健身气功开展现状的研究 [D]. 西宁：青海师范大学，2014.
⑤ 张程. 健身气功对高校特殊学生身心健康影响的实验研究 [D]. 长春：东北师范大学，2019.

为目的，以自身形体活动、呼吸吐纳、心理调节相结合为主要运动形式的民族传统体育项目[①]。

2.1.2 各类健身气功功法特点和注意事项

在不断地对优秀传统气功功法进行挖掘整理的基础上，截至目前，国家体育总局已重新组织编创了 11 种健身气功，分别为健身气功·易筋经、健身气功·五禽戏、健身气功·六字诀、健身气功·八段锦、健身气功·导引养生功十二法、健身气功·太极养生杖[②]、健身气功·十二段锦、健身气功·马王堆导引术、健身气功·大舞、健身气功·明目功（青少版）、健身气功·校园五禽戏，并在全国进行推广，已取得了可喜的成果。下面对这 11 种健身气功功法特点、习练要求和注意事项进行介绍。

2.1.2.1 健身气功·易筋经

健身气功·易筋经相传为中国佛教禅宗初祖达摩所创，是一种以变易筋骨为目的的健身方法。健身气功·易筋经继承了传统易筋经十二势的精要[③]，融科学性与普及性于一体。其格调古朴，蕴含新意，突出肌肉、骨骼和关节的屈伸、扭转和牵拉，以及脊柱的旋转屈伸[④]。各势动作是连贯的有机整体，动作注重伸筋拔骨，舒展连绵，刚柔相济。呼吸要求自然，动息相融并以形导气，意随形走，易学易练，健身效果明显[⑤]。动作舒展，伸筋拔骨，柔和匀称、协调、美观，注重脊柱的旋转屈伸是健身气功·易筋经的功法特点[⑥]。习练中要求习练者精神放松、形意合一、呼吸自然、贯穿始终、刚柔相济、虚实相兼、循序渐进，个别动作配合发音[⑦]。

2.1.2.2 健身气功·五禽戏

健身气功·五禽戏是东汉名医华佗根据古代导引、吐纳之术研究了五种动物——虎、鹿、熊、猿、鸟的活动特点，并结合人体脏腑、经络和气血的功能，编成的一套具有传统健身运动特点的健身功法[⑧]。

"健身气功·五禽戏"是在对传统五禽戏进行挖掘整理的基础上编创的，便于广大群众习练。动作力求简洁，左右对称，平衡发展，既可全套连贯习练，也可侧重多练某戏，还可只练某戏，运动量较为适中，属有氧训练。各人可根据自身情况，调节每势动作的运动幅度和强度，安全可靠[⑨]。功法动作体现了身体躯干的全方位运动，包括前俯、后仰、侧

① 严军，钟袁源，张安然，等.健身气功在改善和促进人体健康方面的应用研究进展 [J].江西中医药大学学报，2019，31（2）：117-120.
② 邝良聪.健身气功、太极拳、瑜伽的对比研究 [D].武汉：武汉体育学院，2015.
③ 李勤.内蒙古高校开设健身气功课的可行性研究 [D].呼和浩特：内蒙古师范大学，2011.
④ 陈阳阳，陈湘，刘毅，等.基于层次分析法的健身气功·易筋经对大学生体质影响的评价 [J].体育科技，2015，36（5）：140-142.
⑤ 郑成为.易筋经对非体育专业大学生身体机能素质影响的研究 [D].大连：辽宁师范大学，2013.
⑥ 陈阳阳，陈湘，刘毅，等.基于层次分析法的健身气功·易筋经对大学生体质影响的评价 [J].体育科技，2015，36（5）：140-142.
⑦ 范铜钢.养生典籍功法技术挖掘整理研究 [D].上海：上海体育大学，2017.
⑧ 张程.健身气功对高校特殊学生身心健康影响的实验研究 [D].长春：东北师范大学，2019.
⑨ 杨艳，朱方兴.浅谈健身气功五禽戏的健身效果 [J].中共太原市委党校学报，2017（3）：52-54.

屈、拧转、折叠、提落、开合、缩放等各种不同的姿势，对颈椎、胸椎、腰椎等部位进行了有效的锻炼，同时特别注意手指、脚趾等关节的运动，以达到加强远端血液微循环的目的[1]，并特别关注了平时活动较少的肌肉群，通过相应的动作使之得到锻炼[2]。

健身气功·五禽戏动作相对简单，容易学会，但要练得纯熟，动作细化、精化，则必须经过一段时间的认真习练。因此，初学者必须先掌握动作的姿势变化和运行路线，搞清来龙去脉，初步做到"摇筋骨、动肢节"即可，随后在习练中，要注意动作的细节，可上、下肢分解练习，再过渡到以腰为轴的完整动作习练，最后进行逐动、逐戏和完整功法的习练，使动作符合规范并达到熟练的程度[3]。此时，就要注意动作和呼吸、意识、神韵的结合，充分理解动作的内涵和意境，真正达到"形神兼备、内外合一"[4]。

对于中老年人来说，特别要提醒那些罹患各种慢性疾病者，如冠心病、糖尿病等，一定要从自身健康状况出发，根据情况调整动作的速度、步姿的高低、幅度的大小、锻炼的时间、习练的遍数、运动量的大小，遵循正确的习练原则，即练功后感到精神愉快、心情舒畅、肌肉略感酸胀，但不觉太疲劳，不妨碍正常的工作和生活[5]。

2.1.2.3 健身气功·六字诀

健身气功·六字诀又称六字气诀，是一种以呼吸吐纳为主要手段的传统健身方法。健身气功·六字诀历史久远，流传广泛，现存最早的文献见于南北朝时期梁代陶弘景所著的《养性延命录》[6]。健身气功·六字诀保持传统六字诀功法的特色，在注重吐气发声的同时，配合科学合理的动作，引导起到内修、外练的作用。

本功法在呼吸吐纳的同时，通过特定的读音口型，来调整与控制体内气息的升降、出入，形成分别与人体肝、心、脾、肺、肾、三焦相对应的"嘘、呵、呼、呬、吹、嘻"六种特定的吐气发声方法，进而达到调整脏腑气机平衡的作用[7]。在"嘘、呵、呼、呬、吹、嘻"六字发声吐气基础上，配合了科学合理的动作导引，内调脏腑、外练筋骨，共同达到内壮脏腑、外健筋骨的养生康复作用[8]。同时强调"以形导气""意随气行"，在整套功法中，既没有复杂的意念观想，也没有高难度、大幅度、超负荷的动作[9]。

根据习练对象的不同，健身气功·六字诀习练要求并不一样。总的要求是"吐气不出声"。具体来说，对于初学者可以吐气出声，主要是为便于口型矫正，防止憋气。功法熟练后，则应逐渐转为吐气轻声，乃至匀细柔长的无声状态[10]。习练功法时，要始终保持全身放松、心情舒畅、思想安静。注意循序渐进，不可急于求成，尤其是年老体弱者，对于动作幅度的大小、运动量的大小、呼吸的长短、练功次数的多少，都要注意因人而异，量力

---

[1] 杨艳，朱方兴.浅谈健身气功五禽戏的健身效果 [J]. 中共太原市委党校学报，2017 (3)：52-54.

[2] 虞定海，崔永胜.论"健身气功·五禽戏"编创理念 [J]. 上海体育学院学报，2005 (5)：83-86.

[3] 黄海圣.五禽戏的教学初探 [J]. 科教导刊（中旬刊），2011 (2)：128+155.

[4] 黄海圣，李其明.浅谈传统养生体育易筋经的教学 [J]. 体育世界（学术版），2011 (12)：44-45.

[5] 苑朝霞.健身气功·五禽戏对 60-69 岁老年人心血管和呼吸机能的影响 [D]. 济南：山东体育学院，2012.

[6] 健身气功新功法——六字诀（上）[J]. 家庭医药，2007 (1)：60.

[7] 曹丽凤.完全呼吸及健身气功·六字诀锻炼对心血管自主神经调节功能的影响 [D]. 济南：山东师范大学，2011.

[8] 尤杏雪.健身气功·六字诀对老年人生存质量影响因素的研究 [D]. 北京：首都体育学院，2009.

[9] 李海霞，李军，李瑞杰.扶阳导引在心脏康复的临床应用 [J]. 中国医药导报，2018，15 (1)：80-85.

[10] 李海霞，李军，李瑞杰.扶阳导引在心脏康复的临床应用 [J]. 中国医药导报，2018，15 (1)：80-85.

而行。练功结束，可以做一些简单的保健功法，如搓手、擦面、全身拍打及散步等，以便从练功状态充分恢复到正常状态。健身气功·六字诀既是一个统一的整体，各字诀又具有独立性，亦可单独练习，适合不同人群的健身锻炼。长期锻炼者对生理和心理状态具有明显的改善作用。

2.1.2.4　健身气功·八段锦

健身气功·八段锦以立势八段锦为蓝本，进行挖掘整理和编创[①]。它吸纳传统八段锦功法的精髓，按照现代运动学和生理学规律，对动作次序和运动强度进行了调整，通过动作、意念和呼吸的协调配合，达到强身健体的功效。

健身气功·八段锦对于初学者来说，有一定的学习难度和运动强度。因此，对于初学八段锦的习练者来说，第一就是要克服因为习练功法给身体带来的不适感觉，如肌肉和关节酸痛，动作出现僵硬、不协调导致手脚不配合，出现顾此失彼等现象[②]。在经过一段时间和数量的习练后，随着习练者动作的连贯性与控制能力的提高，对动作要领的体会也不断加深，更加注意对动作细节的习练，这标志着进入了中级阶段，此后姿势才能逐渐工整，方法逐步准确[③]。一般情况下，在初学阶段，功法要求习练者采取自然呼吸方法；待动作熟练后，逐步对呼吸提出要求，习练者可采用练功时的常用方法是腹式呼吸[④]。在掌握呼吸方法后，一定要注意各个动作协调配合，在此过程中存在锻炼过程的适应阶段，不可急于求成，最后再逐渐达到动作、呼吸、意念的有机结合。基于练功者身体健康状况及对功法的领悟程度不一样，习练者之间练功效果不尽相同。建议习练者不要"三天打鱼，两天晒网"，应持之以恒、循序渐进，合理安排好运动量[⑤]。只有在科学练功方法的指导下，逐步积累习练时间和习练数量，才能达到良好的练功效果。因此，基于健身气功·八段锦功法动作动静相兼、松静自然、柔和缓慢、圆活连贯的特点，我们认为它适合于各类不同年龄的人群。长期习练有助于改善呼吸系统、神经系统及循环系统的功能，增强细胞免疫功能和机体抗衰老能力，改善心理健康[⑥]。

2.1.2.5　健身气功·导引养生功十二法

"导引"一词最早见于《庄子·刻意》："吹呴呼吸，吐故纳新，熊经鸟伸，为寿而已矣。此导引之士养形之人彭祖寿考者之所好也。"[⑦]养生也称摄生。河上公注《老子·五十》曰："摄养也。"根据文献考证，摄生学萌芽于商周时期，甚至更早。它是基于古人在了解了人和自然的有机联系，以及受现代医学影响，掌握了人体生理学知识和各类疾病发生的变化规律之后，被作为进一步增进身心健康、预防疾病发生的积极手段，而不断发展和完善起来的[⑧]。

①　丁萌.大学生偏倾体质形态机能特征及气虚体质运动干预研究[D].济南：山东中医药大学，2009.
②　孙洪霞.健身气功八段锦功法初探[J].北京城市学院学报，2006（4）：70-74.
③　孙洪霞.健身气功八段锦功法初探[J].北京城市学院学报，2006（4）：70-74.
④　孙洪霞.健身气功八段锦功法初探[J].北京城市学院学报，2006（4）：70-74.
⑤　张林.八段锦对2型糖尿病患者生理与心理作用的临床观察[D].北京：中国中医科学院，2006.
⑥　张程.健身气功对高校特殊学生身心健康影响的实验研究[D].长春：东北师范大学，2019.
⑦　陈浏阳.巢元方导引法改善中风患者运动功能的疗效评价[D].广州：广州中医药大学，2013.
⑧　高亮."体旅融合"视域下传统体育养生文化资源开发研究[J].北京体育大学学报，2019，42（11）：148-156.

　　健身气功·导引养生功十二法汲取了调摄精神的摄生原理，精选了50余套导引养生功功法中的十二式动作创编而成。它是一种在突出摒除杂念、呼吸调整平稳的同时，十分注重调整身体的经络导引术。其动作不仅具有丰富的文化内涵、理深意远，而且俏丽清新、简练易学。

　　健身气功·导引养生功十二法的每一法，均是和谐对称的具体表现，为左右相随、上下相随、前后相随、高低相随，且每一个动作均成大小不等的圆形，包括手法、步法和身法等，可谓节节贯穿，上下相随，周而复始，无端往复。既如春蚕吐丝，连绵不断，又若行云流水，相连无间。健身气功·导引养生功十二法强调"逢动必旋"，要求"动"从旋中始，"作"自绕中停，还特别重视"工于梢节"。所谓梢节是指肢体远端的腕、踝、指、趾，习练功法时要求动息相随、动缓息长。健身气功·导引养生功十二法具有丰富的传统文化底蕴，不同人群都可自行选择，将其作为健身锻炼的运动方式。长期习练后，心肺功能、身体形态、柔韧性、平衡能力、协调能力等均有明显改善，自主神经系统功能的调节能力也有所加强[1]。

2.1.2.6　健身气功·太极养生杖

　　在我国传统养生文化中，以杖作为器械进行身体锻炼的历史非常久远。现存最早文献史料记载见于湖南长沙马王堆三号汉墓出土的《导引图》。国家体育总局委托清华大学课题组在继承《导引图》持杖动作的基础上，结合史料中记述的有关导引、吐纳、行气动作原理，并借鉴太极棒等传统功法的成功经验，编创了健康气功太极养生杖[2]。

　　健身气功·太极养生杖取意"太极"阴阳和合、天人合一、内外相谐等传统文化精髓，借用《导引图》中持杖图像和"以丈杖通阴阳"来表现健身气功·太极养生杖的功法动作特征，是对传统持杖功法的继承和发扬。在以器械导引肢体运动的同时，配以呼吸、意念调节，动作轻柔，舒缓绵延，动静错落，意境优美，身心相随，易学好练[3]。

　　健身气功·太极养生杖的运动理念，通过以杖导引、引气运行、养神为先、以形相随、形神统一的锻炼，从而达到形、气、神三位一体的练功境界[4]。在整个习练过程中，习练者持杖练功，练功时杖不仅通过导引肢体的动作来密切配合呼吸，还可以大幅度地拉抻全身的筋骨，从而对穴位、经络、脏腑起到按摩作用。特别是在习练健身气功·太极养生杖过程中，突出腰的轴心作用，全方位开展拧动、转动、下屈、上伸等运动，并通过腰部动作有效刺激任督二脉进行运动。太极养生杖功法是根据人体生理特征精心编排的，其动作对全身关节及脏腑经脉皆起到锻炼作用，特别对于人体的很多重要部位进行着重锻炼，如脊柱、腰部、胸腹部等。

　　从中医角度讲，腰为肾之府，肾为先天之本，通过正确的腰部运动，配合呼吸、意念，可以有效地强腰固肾，健脾和胃，扶元正本，促进全身气血流畅，调节人体的阴阳平

① 贾勇丽.浅谈健身气功·易筋经竞赛功法对不同年龄段习练者平衡能力的影响 [J].武术研究，2018，3 (4)：122-125.

② 王勃，郑玉华.太极养生杖（一）[J].中老年保健，2013 (07)：34-35.

③ 王勃，郑玉华.太极养生杖（一）[J].中老年保健，2013 (07)：34-35.

④ 健身气功管理中心.健身气功·太极养生杖中医理论诠释 [EB/OL].https://www.sport.gov.cn/qgzx/n5407/c863092/content.html，2018-06-19.

衡，增强健身、健美、健康的目的[1]。同时，通过练习健身气功·太极养生杖功法，能加强形体的功能，为养神调心提供坚实的物质基础，此为健身气功重要"调心"途径之一[2]。已有研究证实，通过24周的健身气功·太极养生杖锻炼，改善了老年女性消极情绪，促进了积极情绪的形成，对老年女性心境状态改善和维持心理健康有积极作用[3]。

健身气功·太极养生杖功法既可成套练习，又可单式或多式组合练习，动作柔和、舒缓，动静相间，行云流水之间引导气意相通，长期练习对提高人体柔韧性、平衡能力等有良好效果，特别可以明显改善心血管系统机能[4]。

2.1.2.7　健身气功·十二段锦

健身气功·十二段锦起源于古代导引术，主要有十二段功法动作。用"锦"字来命名，使整套坐式导引功法犹如一幅精美华贵、连绵不断的画卷在人们眼前徐徐展开，习练时配有传统音乐，更是把习练者引入了优美的意境之中。据考证，十二段锦之名称，最早出现在清代乾隆年间徐文弼编辑的《寿世传真》一书[5]，其功法内容则来自"钟离八段锦法"。

"十二段锦"功法，可以说是为打通人体经络的两大主干线任督脉，使任督二脉实现"小周天"运行而精心设计的一套十分巧妙的"打通法"，被道家视为修真入门的必修功法。功夫完成，百节通畅元阳旺，九窍玲珑透体顺。其真义非师传口授，不能妄猜。故曰：饶君聪慧过颜闵，未遇明师莫强猜[6]。

健身气功·十二段锦继承了原功法动静结合、身心兼练的精髓，把按摩、导引、入静、存想等传统的气功方法融为一体[7]，加强了颈部、肩部、腰部、腿部运动，注重全身性锻炼，具有祛病强身、延年益寿之功效。它不拘泥于古人之见，融传统性与时代性于一体，是对传统十二段锦的再次升华，是一套集修身养性、娱乐观赏于一体的健身功法[8]。

健身气功·十二段锦以其意形相随、动息相合，动静相间、形神共养，强调伸展、注重按摩，适应于不同人群的健身锻炼。长期习练健身气功·十二段锦能够增强血管弹性，降低老年人动脉硬化的风险，同时具有调节血压的作用，不但有利于促进老年人身体健康，而且青年人习练十二段锦也能够调节血压，防止血压升高或者不稳定，对健康起到保持和促进的作用[9]。

---

① 健身气功管理中心.健身气功·太极养生杖中医理论诠释 [EB/OL]. https://www.sport.gov.cn/qgzx/n5407/c863092/content.html, 2018-06-19.

② 罗晓卉，钟志兵，岳飞飞，等.从"形神合一"论探析健身气功太极养生杖的调心机理 [J].江西中医药，2014，45 (1)：11-12.

③ 莫概能，王宾.健身气功·太极养生杖锻炼对老年女性心境状态与心理健康的影响 [J].中国老年学杂志，2016，36 (21)：5401-5403.

④ 李海霞，李军，李瑞杰.扶阳导引在心脏康复的临床应用 [J].中国医药导报，2018，15 (1)：80-85.

⑤ 杨婧，张捷，周旭升.文八段对轻度认知功能障碍患者的临床疗效评价研究 [J].继续医学教育，2019，33 (02)：160-162.

⑥ 史明."十二段锦"养生术（上）[J].武当，2004 (09)：53-55.

⑦ 王健.十二周健身气功·十二段锦锻炼对青年人睡眠状况的影响研究 [D].北京：北京体育大学，2018.

⑧ 史明，岳林飞."十二段锦"养生术（下）[J].武当，2004 (10)：50-52.

⑨ 杨慧.健身气功十二段锦对人体心血管机能的影响 [D].北京：北京体育大学，2012.

2.1.2.8　健身气功·马王堆导引术

健身气功·马王堆导引术的动作，主要取自于《导引图》，从中选取了17个动作。起势动作选取了导引图中的一个行气图式，为开始练功做好准备，收势动作通过三环抱气，起到引气归元、静养心神的作用[①]。

健身气功·马王堆导引术的编创，通过疏通经络、调和气血、平秘阴阳以达到强身健体的目的，该功法的功理符合健身气功的传统理论基础，动作设计围绕身体进行开合提落、旋转屈伸、抻筋拔骨，并且要求动作美观大方，符合现代体育运动学规律；呼吸要求自然，以形导气，意引气行；动作演练时松紧交替，舒缓圆活，形意相随，身心合一[②]。

健身气功·马王堆导引术的许多动作都是通过四肢、躯干的旋转屈伸，达到牵拉和刺激脏腑的作用。这种旋转屈伸不仅作用于内脏，而且对身体各关节也有益处[③]。

该功法将中国传统经络学说中"十二经络"的概念恰当地融入功法的锻炼之中，按照十二正经的气血流注顺序，使十二式健身功法与十二经络一一对应，以意引气、疏通气血，从而达到健身和保健的作用。演练全套功法约需16分钟，比较适合大众练习，更适合中老年人群锻炼[④]。初学时首先要掌握肢体动作的要领，意念可以作为辅助，掌握动作要领的形式，了解意念的起止点，即可意念转换，要跟随动作的不同而变化[⑤]。在熟练掌握肢体动作之后，逐渐增强意念贯注的程度，习练者可以逐步体会意念活动在练习过程中的感受[⑥]。

2.1.2.9　健身气功·大舞

健身气功·大舞的主要特点就是通利关节，以舞宣导，即通过髋、膝、踝、趾、肩、肘、腕、掌、指等关节的屈伸、环转等运动，来梳理、柔畅关节筋脉，调和、疏通肢体经络和气血[⑦]。同时通过抻、拉、旋转、震、揉等方法，舞动躯干达到疏导、通利躯干、关节、筋脉及相应经络和气血的目的[⑧]。功法注重以神引领舞姿，以愉悦滋润舞姿，以和谐的舞姿调和内心[⑨]。舞姿的变化引导着全身运动，带动各关节、肌肉活动，起到调练形体的作用，因此，以神领舞、以舞调心，也是健身气功·大舞的主要特点之一[⑩]。

健身气功·大舞中身韵的表现，主要体现在意气相随中阴阳的开合变化，呼吸吐纳

① 齐风猛.练习健身气功·马王堆导引术对中枢神经系统的影响研究[D].上海：上海体育学院，2011.

② 穆长帅，王震.从经络学说的视角探研健身气功·马王堆导引术的健身原理[J].中国运动医学杂志，2011，30（02）：189-191.

③ 郭新斌.健身气功·马王堆导引术锻炼对中老年女性生活质量影响的研究[D].上海：上海体育学院，2011.

④ 穆长帅，王震.从经络学说的视角探研健身气功·马王堆导引术的健身原理[J].中国运动医学杂志，2011，30（02）：189-191.

⑤ 赵田田.健身气功·马王堆导引术锻炼对2型糖尿病患者的辅助治疗效果研究[D].上海：上海体育学院，2015.

⑥ 健身气功管理中心.健身气功·马王堆导引术[J/OL].国家体育总局健身气功管理中心，https://www.sport.gov.cn/，2017.

⑦ 王凤杰.健身气功·大舞干预对大学女生身体意向的影响[J].武术研究，2019，4（11）：104-106.

⑧ 贾智华，王海过，赵碧春.中医护理在髌骨骨折术后的应用[J].中国美容医学，2012，21（10）：317-318.

⑨ 王凤杰.健身气功·大舞干预对大学女生身体意向的影响[J].武术研究，2019，4（11）：104-106.

⑩ 王凤杰.健身气功·大舞干预对大学女生身体意向的影响[J].武术研究，2019，4（11）：104-106.

则是指在自然中鼓荡气息，即在舞动中，胸廓和腹部随着舞的抻、拉、旋转等变化，自然地扩张、收缩与起伏，呼吸也随之自然吐纳，在自然中鼓荡气息，达到揉按脏腑的作用[①]。

习练者在习练功法时，要做到精神放松，呼吸自然，刚柔相济，柔和圆润，神韵相随，应律而动[②]。长期习练能提高上肢力量、柔韧性、平衡能力及心血管系统的机能水平，对愤怒性、抑郁性等负性心境有改善效果，从而提升幸福感[③]。

2.1.2.10 健身气功·明目功（青少版）

健身气功·明目功（青少版）是中国健身气功协会组织专家编创研发的新功法，是以马栩周医生20世纪90年代编创的健目功为原型，经过对古代明目功法的系统挖掘整理，结合新时代青少年的身心特点和现实要求，以中医的"经络论""气化论""五轮学说"等为理论根据，再次升华编创而成。

健身气功·明目功（青少版）注重在改善人体整体功能状态基础上，再突出明目的特效[④]。全套功法仅6式动作，练习时间为8分钟，并配有专门谱曲的口令词，伴奏音乐，方便中小学生锻炼。科学测试表明，健身气功·明目功（青少版）在减缓学生视力下降、提高眼睛调节能力、降低近视眼屈光度、削弱眼调节滞后量、改善眼部血液循环供应和提升传统文化认知等方面作用明显[⑤]。

2.1.2.11 健身气功·校园五禽戏

健身气功·校园五禽戏是中国健身气功协会委托安徽省亳州市文化旅游体育局组织专家编创的新功法，有小学版、初中版和高中版之分，是分别以小学、初中、高中的学生群体为习练对象，根据不同年龄阶段学生的身心特点和发育规律，全面而有针对性地编创出模仿虎、鹿、熊、猿、鸟五种动物的不同动作组合而成，动作内容丰富、简单易学、富有趣味。

校园五禽戏中各式动作可以有效促进学生的柔韧素质，例如"出穴窥探""回首寻猎"等动作通过拧转、俯身、展肩，身体肌肉群及韧带进行动态拉伸；"憨熊攀树""灵猴献果"动作有牵拉脊背肌群、肩关节韧带、下肢后部肌群和韧带的功效[⑥]。

初中版和高中版校园五禽戏可以提高学生下肢力量和下肢灵活性，例如"提膝探望""跳步摘果"动作提升学生髋关节、膝关节等下肢关节的灵活度；"雄关漫步""左顾右盼"等动作有歇步蹲、马步蹲、快速并腿半蹲跳动作，下肢肌肉群在练习过程中以拉

① 祝成成.健身气功·大舞对中老年女子动脉硬化和血脂的影响[D].西安：西安体育学院，2017.
② 王凤杰.健身气功·大舞干预对大学女生身体意向的影响[J].武术研究，2019，4（11）：104-106.
③ 王凤杰.健身气功·大舞干预对大学女生身体意向的影响[J].武术研究，2019，4（11）：104-106.
④ 健身气功管理中心.健身气功·明目功（青少版）[EB/OL].https://www.sport.gov.cn/，2017.
⑤ 蔡莉，曾淑娟，胡鹏.健康中国背景下健身气功发展的问题与思路[J].武术研究，2019，4（4）：98-101.
⑥ 马韶安，牛晓梅，李朗誉，等.体医结合背景下校园五禽戏促进学生身体素质健康的实践研究[A].中国体育科学学会武术与民族传统体育分会、教育部中华优秀传统文化传承基地（武术）、全国学校体育联盟（中华武术）.2022年中国体育非物质文化遗产大会墙报交流摘要汇编[C].中国体育科学学会武术与民族传统体育分会，教育部中华优秀传统文化传承基地（武术），全国学校体育联盟（中华武术）：中国体育科学学会，2022：1.

伸自重对抗形式进行①。

健身气功·校园五禽戏功法动作充分体现了中医"治未病"的预防思想，可有效提高青少年儿童的身心素质和传统文化素养②。

2.2 中老年人习练健身气功健身效果的研究现状

国内外已针对健身气功对人体各个系统、器官及其相关疾病的作用进行了大量研究，并取得了一定的研究成果，为中老年人选择合适的健身气功习练用以锻炼身体、提升健康水平提供了理论依据。目前，针对健身气功对中老年人身体健康促进效果方面的研究较为丰富，适用于中老年人群健身的各类健身气功功法均有学者关注，并从不同的角度展开了相关研究。现就相关成果进行综述。

2.2.1 习练健身气功对中老年人心血管系统的影响

一般来说，老年人的心脏容积保持不变，但静息时的每搏输出量减少，这是因为衰老过程中，老年人的心肌细胞萎缩，冠状动脉出现粥样硬化，左心室舒缩功能减弱，心肌灌血不足及收缩力下降③。西医通过心血管结构的改善肯定了健身气功的作用。多年前，魏胜敏④通过对四种健身气功功法比较研究后发现，健身气功对中老年人心率有显著影响，但由于各功法特点不同，所以在练习时应根据性别、年龄、目的的不同而有所选择。下面，针对几类中老年人群常习练的健身气功功法对其心血管系统方面影响的研究成果进行梳理和评述。

2.2.1.1 健身气功·易筋经

通过对古代各气功门派功法的精华进行汲取、去粗取精，加以科学优化改进，使健身气功·易筋经具备了"变易筋骨，呼吸自然，精神内含而放松"的功法特点，在不同社会层次、不同健康状况、不同年龄段人群中都有人选择习练，特别是得到了中老年人群的喜爱。

早在 20 年前，杜绍武等人⑤在研究了健身气功·易筋经对中老年人心功能的影响后发现，锻炼 6 个月后，锻炼组每搏射血量、二尖瓣口舒张早期流速峰值均显著高于自身锻炼前（$P < 0.01$），且显著高于对照组（$P < 0.05$），这说明易筋经可能具有改善心脏功能、

---

① 马韶安，牛晓梅，李朗誉，等. 体医结合背景下校园五禽戏促进学生身体素质健康的实践研究 [A]. 中国体育科学学会武术与民族传统体育分会，教育部中华优秀传统文化传承基地（武术），全国学校体育联盟（中华武术）. 2022 年中国体育非物质文化遗产大会墙报交流摘要汇编 [C]. 中国体育科学学会武术与民族传统体育分会，教育部中华优秀传统文化传承基地（武术），全国学校体育联盟（中华武术）：中国体育科学学会，2022: 1.
② 健身气功管理中心. 健身气功·校园五禽戏 [EB/OL]. https: //www.sport.gov.cn/, 2017.
③ 孙庆楠. 运动能力增龄性变化敏感指标的研究 [D]. 哈尔滨：哈尔滨体育学院，2016.
④ 魏胜敏. 四种健身气功锻炼对中老年人健身功效的实验研究 [D]. 石家庄：河北师范大学，2007.
⑤ 杜少武，程其练，王珩，等. 健身气功易筋经锻炼对中老年人心功能的作用 [J]. 中国运动医学杂志，2006 (6): 721-722.

强身健体的作用。同时期的王意南等人的研究 [①] 也认同这一观点，其运用彩超评价健身气功·易筋经对左心功能作用。通过半年对易筋经练习者的追踪研究，发现健身气功·易筋经可以明显改善每搏射血量、二尖瓣口血流速度。

2.2.1.2　健身气功·八段锦

有研究表明，针对中老年人的力量、柔韧、协调、平衡等身体素质指标，习练健身气功·八段锦有明显改善和提高作用，同时对心肺功能、脑血管的疏通都有一定的调理作用，还能改善睡眠质量，促进胃肠道的消化功能，从而发挥预防慢性病的功效。

十多年前，孙革等 [②] 对比健身气功和慢跑对老年人血脂的影响后发现，经过 3 个月健身气功·八段锦锻炼，练功组老年男性血清 TG、LDL-C 均下降，HDL-C 增高非常显著（$P < 0.01$），慢跑组经过同期锻炼，血清 TG、LDL-C 均下降，HDL-C 增高非常显著（$P < 0.01$），舒张压下降显著（$P < 0.05$），但练功组显著优于慢跑组。这说明两种健身方法虽然都对老年男性血脂水平、心血管的生理机能有一定的改善和提高作用，但健身气功练习效果更突出，显示了健身气功对中老年人心血管功能改善的优越性。此外，习练八段锦还可以减少早搏（期前收缩）的发作次数，从而改善更年期女性功能性室性早搏患者临床症状 [③]；并且，一次健身气功·八段锦习练后，就可观察到中老年人心率变异性时域指标 RMMSD、PNN50 显著提高，频域指标中低频成分降低、高频成分增加 [④]，提示八段锦习练可相对减弱交感神经紧张性，相对增强迷走神经紧张性，而八周健身气功·八段锦练习后锻炼组时域分析 RMMSD、频域分析 HF 显著升高，LF/HF 显著降低 [⑤]，提示长时间八段锦习练可提高中老年人迷走神经调节能力，增强迷走神经对心脏的保护作用。

总之，对于习练健身气功·八段锦对心血管系统的改善作用，有学者认为，从经络学说来看，持续练习八段锦可以促进心包经线上相关组织的能量代谢，增强心包经气血运行，从而改善心功能 [⑥]。

2.2.1.3　健身气功·五禽戏

研究表明，五禽戏对不同健康状态下的中老年人的血压 [⑦]、心功能 [⑧] 等方面均有良好的改善作用。孙强通过对中年男性多发性硬化症患者习练五禽戏后，血管内皮功能、氧化应激和炎症反应的干预效应的观察发现，经过 6 个月五禽戏习练后，习练者的血糖、血脂、

---

① 王意南，史俊芳，谭鹏，等 . 彩超评价健身气功·易筋经对左心功能作用探讨 [J]. 中国超声诊断杂志，2006（10）：762-763.

② 孙革，潮芳，王安利 . 新编健身气功八段锦对男性老年人血脂及生理机能影响 [J]. 中国体育科技，2007（2）：81-84.

③ 薛晓杰 . 健身气功八段锦对更年期女性功能性室性早搏的临床康复疗效观察 [D]. 南京：南京中医药大学，2018.

④ 刘文举 . 八周健身气功·八段锦练习对人体脑电及心率变异性的影响 [D]. 北京：北京体育大学，2012.

⑤ 刘文举 . 八周健身气功·八段锦练习对人体脑电及心率变异性的影响 [D]. 北京：北京体育大学，2012.

⑥ 萨喆燕，兰彩莲，潘晓华，等 . 基于红外热像技术探讨健身气功八段锦对心功能的影响 [J]. 中国运动医学杂志，2018，37（8）：657-661.

⑦ 任超学，高新友，刘新荣 . 健身气功锻炼对中老年女性心血管机能的影响 [J]. 西安体育学院学报，2016，33（1）：101-106.

⑧ 王强 . 健身气功·五禽戏对男性中老年人健身效果的研究 [D]. 西安：西安体育学院，2016.

自由基、脂肪细胞因子和血管内皮功能指标显著改善[1]，这提示习练五禽戏可提高中老年人心血管系统的功能。另外，一项有关五禽戏对中老年人血脂的影响的系统综述指出，习练五禽戏可以使中老年人血脂水平得到明显改善，分析其原因是，五禽戏习练时需形、神、意、气相结合，有助于排除机体内外环境的干扰，使人体进入放松状态，从而降低中老年人交感神经紧张性和冠状动脉血管张力，恢复血管壁弹性，从而降低动脉血压[2]。从五禽戏的动作上看，"猿戏"的动作可起到改善心脏泵血功能的作用，特别是"猿提"时耸肩、团胸、收腋，可以使手臂内侧的心经经脉通畅，而做"猿摘"动作时，上肢变换幅度较大，能够起到按摩挤压胸廓和心脏的作用[3]。

2.2.1.4　健身气功·大舞

大舞源于唐尧时期，距今约 4000 年，是一种以舞宣导、通利关节的健身方法。健身气功·大舞以整理的史料记载作为编创基础，肢体动作以升、降、开、合为主，结合呼吸调整、意念引导，使脏腑得到调节，气血得到理顺，元气得以补益，从而达到康复养生的目的[4]。

有研究表明，6 个月的大舞锻炼可以在一定程度上降低中老年女性脉搏波传导速度，提高踝肱指数，对于预防和改善动脉粥样硬化具有良好作用，降低动脉血压，提高心脏射血能力，改善中老年人脂代谢，有效降低总胆固醇的浓度[5]。同时，对于中老年男性来说，健身气功·大舞也可以通过改善中性粒细胞和血红蛋白水平促进血液循环，来提高红细胞变形性，进一步降低血液粘稠度和红细胞聚集性，从而改善血流变的水平[6]。

2.2.1.5　健身气功·六字诀

健身气功·六字诀对中老年人的血脂水平也具有调节作用，通过研究推测，习练六字诀可刺激任督二脉使得迷走神经兴奋，进而降低总胆固醇水平，提高高密度脂蛋白胆固醇水平[7]。研究发现，六字诀对中老年女性心血管系统的改善机制与大舞、五禽戏类似，但改善水平相对略低[8][9]。究其原因在于，六字诀动作要领是注重动作和呼吸配合，调和气息，升清降浊，可以增强迷走神经的兴奋性，从而使心率变慢。做动作时，长呼气可以增加腹压，促进静脉回流；长吸气增高胸膜腔内压，对心脏起到挤压按摩作用，从而改善心肌

[1]　孙强.大健康背景下五禽戏干预改善心血管功能的机制探讨——以中年男性 MS 者为例 [J].齐鲁师范学院学报，2019，34（4）：108-114.

[2]　王雪冰，冯连世.健身气功五禽戏对成年人血脂影响的 Meta 分析 [J].中国运动医学杂志，2017，36（2）：156-63，182.

[3]　卞伯高，潘华山，冯毅翀.健身气功五禽戏对中老年人心血管功能的影响效果研究 [J].广州中医药大学学报，2013，30（1）：26-29.

[4]　雷斌.大舞养生功法讲解（上）[J].中医健康养生，2017（08）：43-45.

[5]　祝成成.健身气功·大舞对中老年女子动脉硬化和血脂的影响 [D].西安：西安体育学院，2017.

[6]　韩月琦.健身气功·大舞锻炼对男子中老年人血常规及肺通气机能的影响 [D].西安：西安体育学院，2017.

[7]　王松延.健身气功大舞、六字诀锻炼对 55-65 岁中老年男子动脉硬化、血脂和体成分的影响 [D].西安：西安体育学院，2018.

[8]　任超学，高新友，刘新荣.健身气功锻炼对中老年女性心血管机能的影响 [J].西安体育学院学报，2016，33（1）：101-106.

[9]　王松延.健身气功大舞、六字诀锻炼对 55-65 岁中老年男子动脉硬化、血脂和体成分的影响 [D].西安：西安体育学院，2018.

收缩力，提高心脏泵血功能[①]。另外，与八段锦的某些作用近似[②]，习练六字诀可以使中老年女性脉搏波传导速度和左右踝肱指数等指标显著提升，这种积极的变化能有效预防或减轻动脉粥样硬化的发生，推测其机制可能与运动有减轻血管内皮炎症反应，改善血管内皮依赖性，控制血管内皮细胞脂代谢等作用有一定的关系[③]。

综上所述，关于健身气功对中老年人心血管方面的研究相对来说较多，基本上均认为长期坚持健身气功的练习有利于老年人心血管机能的改善，但具体机制尚无定论，仍处于探讨阶段。

2.2.2 健身气功对中老年人中枢神经系统的影响

随着年龄的增长，中老年人神经系统的稳定性下降，神经过程的灵活性降低，兴奋和抑制之间的转换速度减慢[④]。有研究称，对于刺激，65岁老年人的反应时间比20岁年轻人延长50%[⑤]。此外，中老年人由于神经系统出现不同程度的退行性改变。因此，中老年人形成新的条件反射联系比较困难，记忆力减退，对于运动的调节能力和新陈代谢过程也都减缓了[⑥]。

大脑作为机体神经系统核心，良好的血液循环会为其提供充足的氧供应，从而提高神经系统功能。孙革等人的研究显示，健身气功练习组五项智能指标都有显著改变，这可能是由于健身气功的自我调整的过程对大脑皮层、皮层下中枢、自主神经系统都有良好的调节作用，从而能够增强人体系统内部和谐有序的有机性和整体性，有助于使人体自主神经系统功能稳定，降低运动神经中枢及自主神经中枢的紧张性，使中枢神经系统处于良好的工作状态，改善神经系统的调控能力[⑦]。另有研究发现，经过一段时间易筋经练习，某些由中枢神经系统部分机能失调所导致的神经衰弱、失眠、健忘等症状均得到不同程度的缓解[⑧]，这可能是由于健身气功的练习过程中注重中枢神经系统意念活动的调节，从而使人脑呈现出节奏性的活动。

运用脑电图观察神经系统是一种直观、有效的方法。健身气功在入静时要求意念与气息的调整，与单纯气功的入静要求相近，我们推测其应该也可以引起脑电波的相应变化。刘文举的研究证实，习练八段锦对额颞区影响较明显，一次八段锦练习后大脑皮层神经元放电从无序状态到有序状态转变，呈现时间上的同步化状态，促进大脑更好地实现自主协调功能；与对照组相比 α 波显著升高，β 波显著降低[⑨]，这提示八段锦习练可松弛习练者

① 任超学，高新友，刘新荣 . 健身气功锻炼对中老年女性心血管机能的影响 [J]. 西安体育学院学报，2016，33（1）：101-106.
② 朱念念 . 健身气功·八段锦对中老年女子健身效果的实验研究 [D]. 西安：西安体育学院，2016.
③ 赵亚琼 . 六字诀对中年女性血脂、血液流变性及动脉硬化的影响 [D]. 西安：西安体育学院，2015.
④ 李志敢 . 运动锻炼对老年人身体机能影响的评析 [J]. 中国医学创新，2014，11（9）：145-148.
⑤ 王瑞元 . 运动生理学（第一版）[M]. 北京：人民体育出版社，2002.
⑥ 李志敢 . 运动锻炼对老年人身体机能影响的评析 [J]. 中国医学创新，2014，11（9）：145-148.
⑦ 孙革，潮芳，王安利 . 新编健身气功八段锦对男性老年人血脂及生理机能影响 [J]. 中国体育科技，2007（2）：81-84.
⑧ 李强，李鹏程 . 浅析易筋经运动的保健康复功能 [J]. 搏击·武术科学，2007（12）：75-76.
⑨ 刘文举 . 八周健身气功·八段锦练习对人体脑电及心率变异性的影响 [D]. 北京：北京体育大学，2012.

紧张的神经系统，舒缓精神紧张状态。另外，研究人员在观察健身气功练功时的脑电图发现[1]，α波振幅增大，集中于额部，并使左右脑趋于同步，表明脑功能有序化增强[2]，这与唱歌所带来的脑电表现一致。同时，习练健身气功还可使自主神经得到调整，使感觉功能、运动功能、思维功能得到强化。陈秀英在研究中也曾提到，习练健身气功的"调息"作用能改变人体生物电流，改善神经系统功能，引起大脑各区域脑电波趋于同步，从而使脑电活动更加快速、有序[3]。

由此可见，长期坚持练习健身气功后，脑波向良好方向发展，机体中枢神经系统也能得到较好锻炼，从而起到防老抗衰作用[4]。

2.2.3 健身气功对中老年人运动系统的影响

2.2.3.1 习练健身气功对中老年人运动系统功能影响机理

在衰老过程中，人体骨骼肌发生显著的退行性变化。肌纤维的体积和数量减少，肌力下降。关节的稳定性和活动性逐渐变差，关节软骨钙化，弹性下降。通过对健身气功健身功能的研究发现，其具有增加关节灵活性及肌力的作用，这可能是练习时躯体的侧屈、环转及回旋等动作调动了脊柱各段肌肉群的参与而达到的效果[5]。

目前，许多学者对健身气功相关健身原理进行了研究，以习练八段锦对运动系统的健身增益原理为例，有研究者认为，八段锦的第1式"两手托天理三焦"，两臂上举，缓慢用力抻拉，有利于颈部气血运行，拉伸颈肩部的肌肉、韧带等，提高颈肩关节的灵活性；第2式"左右开弓似射雕"、第5式"摇头摆尾去心火"，双膝下蹲，成骑马步，以脊为轴，旋肩旋腰，可以帮助伸展腰腹肌群，提高腰腹肌功能，对发展颈背部肌肉力量有良好的作用，有利于颈肩综合征的预防和康复[6]，改善腰痛[7]；而第6式"两手攀足固肾腰"能够通过增加腰腹肌练习，影响腰椎骨密度的显著变化[8]。同时，八段锦的手握抓紧旋转的动作，可以充分锻炼手部肌力；马步站立的姿势可以增强下肢肌力。由此可见，长期习练八段锦能够伸展习练者挛缩的腰背部肌群，疏通经络、强筋健骨、增强体质[9]。

① 庞明. 智能气功科学概论 [M]. 北京：北京邮电学院出版社，1992.
② 刘春芳. 美妙的歌声和美好的生活——科学发声的养生功能 [J]. 黄河之声 2012 (3)：111-112.
③ 陈秀英，李为民. 六个月"健身气功五禽戏"锻炼对中老年人注意力集中能力的影响 [J]. 北京体育大学学报. 2006 (10)：1362-1363.
④ 赵平，于海，李越超. 健身气功·八段锦对女性中老年人体质及脑电功率影响的研究 [A]. 中国体育科学学会 (China Sport Science Society). 第九届全国体育科学大会论文摘要汇编 (4) [C]. 中国体育科学学会 (China Sport Science Society)：中国体育科学学会，2011：1.
⑤ 王震. 从引导图与养生功法的流变探研中国健身气功的本质特征 [J]. 体育科学，2005 (7)：49-52.
⑥ 柯小剑，崔永胜，张军. 八段锦对大学生颈肩综合征患者颈椎功能的影响 [J]. 中国学校卫生，2018，39 (11)：1733-1735
⑦ 王新，朱群邦，方凡夫，等. 健身气功八段锦辅助治疗老年男性慢性腰痛患者的临床观察 [J]. 中华中医药杂志，2017，32 (10)：4753-4755.
⑧ 李晶晶. 三种健身气功练习对老年女性骨密度的影响 [J]. 中国骨质疏松杂志，2019，25 (3)：339-342，350.
⑨ 陈万睿，陈婧. 太极拳和健身气功八段锦对中老年血脂及生活质量的影响 [J]. 中国老年学杂志，2015，35 (19)：5612-5613.

2.2.3.2　习练健身气功对中老年人运动系统相关指标的影响

健身气功动作舒缓柔和，平衡协调，能起到抻筋拔骨、伸展肢体的效果。

对于老年人来说，长期习练八段锦可以有效改善肩颈部疼痛、不适症状，增强颈椎活动度和颈部肌肉力量，降低颈椎功能障碍水平[1]。付啸的研究发现，八段锦功法中如"摇头摆尾去心火"等动作，可以提高髋、膝、踝等关节的灵活性，提高身体的稳定性，长期练习能大幅增强下肢肌力，减少跌倒损伤[2]。同时，八段锦还可以通过增强腰椎骨密度水平[3]，增加老年人的身体协调性，提高平衡能力[4]，维持并提高膝关节稳定性[5]，增强中老年人的运动能力。

五禽戏锻炼对颈、腰关节有良好的拉伸作用。在整个五禽戏习练过程中，如"虎戏"中虎扑、"鹿戏"中鹿奔、"熊戏"中熊运和熊晃及"鸟戏"中鸟伸等腰部运动贯穿始终，练习者腰两侧和前后肌群在这些动作的反复刺激下，其腰椎承受运动负荷的能力得到提升，从而使脊柱的活动度提高[6]，同时下肢肌力、稳定性和躯体平衡能力也可以提高[7]，并增加腰椎骨量和骨密度[8]。

易筋经的招式动作对习练者头颈部、肩部、腰部的活动都有很好的锻炼作用，例如第6式"倒拽九牛尾"身体成弓步时，上身前俯后仰，力注颈腰，可增加颈腰部位的肌力，改善供血供氧。第7式"酒鬼拔马刀"上身左右充分拧转，可通过锻炼颈腰胸腹的肌群，提升颈部、胸腹肌群的力量，改善头颈部血液循环，并放松颈肩部肌肉和韧带，改善亚健康态颈椎疲劳[9]和中老年人群的平衡能力[10]。同时易筋经十二式桩功能够锻炼下肢肌肉、韧带，增强下肢桩力[11]，并可通过刺激雌二醇、睾酮水平等与骨代谢相关性激素指标的变化，将骨密度维持到一定的水平[12]。

此外，大舞动作中开跨式的马步、丁步开跨、抻腰式中的蹬腿动作、摆臂式、飞身式中的提膝动作等下肢肌群做功较多[13]，也可以改善中老年人下肢肌力，提高平衡能力[14]。

2.2.3.3　健身气功对中老年人原发性骨质疏松症的影响

原发性骨质疏松症是以骨的微观结构退化为特征的一种全身性骨骼疾病，因骨量减

① 周寇扣.八段锦锻炼对办公室人群颈椎亚健康状态的效果观察 [D]. 北京：中国中医科学院，2019.
② 付啸.八段锦对老年人下肢平衡稳定性影响的研究 [D]. 济南：山东体育学院，2020.
③ 李晶晶.三种健身气功练习对老年女性骨密度的影响 [J]. 中国骨质疏松杂志，2019，25 (3)：339-42，350.
④ 刘双涛.健身气功·八段锦对老年人平衡能力影响的研究 [D]. 上海：上海体育学院，2015.
⑤ 孙利.八段锦对老年人膝关节稳定性影响的实验研究 [D]. 石家庄：河北师范大学，2018.
⑥ 刘健.健身气功·五禽戏对长期伏案工作者颈、腰关节活动度的干预效果研究 [D]. 南宁：广西民族大学，2018.
⑦ 侯晏绍.健身气功八段锦与五禽戏对老年人下肢稳定性影响的对比研究 [D]. 石家庄：河北师范大学，2016.
⑧ 李晶晶.三种健身气功练习对老年女性骨密度的影响 [J]. 中国骨质疏松杂志，2019，25 (3)：339-342，350.
⑨ 张锁，赵敏，师建平.健身气功易筋经对高校学生群体亚健康态颈部疲劳的影响 [J]. 中华中医药杂志，2015，30 (7)：2357-2359.
⑩ 胡立.健身气功·易筋经改善老年妇女平衡能力的研究 [D]. 北京：北京体育大学，2017.
⑪ 张敏，徐桂华，李峰，等.健身气功易筋经促进慢性阻塞性肺疾病稳定期患者康复 [J]. 中国运动医学杂志，2016，35(4)：339-343.
⑫ 魏玉琴.易筋经运动对老年人骨密度与性激素的影响 [D]. 上海：上海体育学院，2016.
⑬ 魏玉琴.易筋经运动对老年人骨密度与性激素的影响 [D]. 上海：上海体育学院，2016.
⑭ 魏玉琴.易筋经运动对老年人骨密度与性激素的影响 [D]. 上海：上海体育学院，2016.

少，使骨的脆性增加，易导致骨折发生。运动机能对中老年人的日常生活自理能力具有重要意义，保持和提高中老年人的正常运动能力不仅对其本身的生理和心理状态产生积极影响，也在一定程度上减轻其家人和社会的负担。如何解决中老年人骨质疏松问题一直是医学界关注的难点，这一问题的解决具有极高的社会价值。

一般情况下，随着年龄增长，老年人骨中矿物质含量都会有不同程度的下降，普遍存在骨质疏松的情况，尤其是绝经后的女性，这一问题更为严重。虞定海等研究发现，经 2 个月健身气功锻炼后，练习者的跟骨骨密度有升高的趋势[①]。井夫杰等在研究易筋经锻炼对原发性骨质疏松症骨密度的影响后发现，易筋经锻炼是防治原发性骨质疏松症的有效方法，且优于传统运动疗法，值得推广应用[②]。

若从运动应力刺激角度分析，健身气功的强度是不足以对骨密度产生非常大的影响。但从中医角度看，易筋经对骨质疏松症的治疗效果可能是通过其针对骨质疏松症脾肾阳虚、痰瘀阻脉的病机，产生健脾强肾、外壮筋骨、活血通络的作用而实现的。也有研究报道称，健身气功可以改善中老年人骨密度可能是由于其与中老年人自由基及性激素代谢有关系，其通过对中老年人血清性激素（雌二醇和睾酮）水平调节而对骨代谢产生影响[③]。郭英杰等人研究发现，持续进行 6 个月健身气功习练，对改善绝经后女性骨代谢情况有积极作用，其可在一定程度上抑制骨吸收活动，维持骨形成功能，延缓骨密度下降，降低骨折风险。同时认为，绝经后女性坚持健身气功练习虽然可以延缓骨量丢失，但由于运动对骨代谢的调节是一个长期的过程，建议通过持续的健身气功练习促进骨代谢的良性改变[④]。

2.2.3.4 习练健身气功对中老年人其他疾病所导致的运动系统损伤康复的增益作用

糖尿病是一种常见的代谢性疾病，而运动疗法可作为糖尿病重要的综合治疗手段之一，健身气功八段锦作为一种安全、有效的运动方法[⑤]，正逐渐应用到糖尿病患者的治疗和康复人群中。王玮钰的研究表明，糖尿病前期糖耐量受损人群经过 12 周健身气功·八段锦习练后，糖脂代谢水平与胰岛素分泌水平都得到明显改善，安静和定量负荷时的糖氧化量水平得到一定程度的提高，促进了患者体内底物代谢平衡，达到改善能量代谢的作用，对糖尿病前期糖耐量受损人群身体机能的改善起到促进作用[⑥]。另有任亚平的研究结果显示，通过一段时间的八段锦习练可增加老年糖尿病患者下肢肌肉力量，预防步态中局部负荷过大引起的足损伤，从而降低足溃疡患病风险[⑦]。

① 虞定海，陈文鹤，张素珍，等．五禽戏新功法的编创及实验效果 [J]．上海体育学院学报，2003（5）：55-58．

② 井夫杰，张静．易筋经锻炼对原发性骨质疏松症患者骨密度的影响 [J]．中国体育科技．2008（2）：88-90+102．

③ 魏玉琴．易筋经运动对老年人骨密度与性激素的影响 [D]．上海：上海体育学院，2016．

④ 郭英杰，栾音笛，丁华．健身气功对绝经后女性骨代谢相关指标及血清 NO、NOS 的影响 [A]．中国体育科学学会（China Sport Science Society）.第九届全国体育科学大会论文摘要汇编（3）[C].中国体育科学学会（China Sport Science Society）：中国体育科学学会，2011：2.

⑤ 王玮钰．健身气功八段锦锻炼对糖尿病前期糖耐量受损人群能量代谢干预效果的观察 [D]．天津：天津体育学院，2020．

⑥ 王玮钰．健身气功八段锦锻炼对糖尿病前期糖耐量受损人群能量代谢干预效果的观察 [D]．天津：天津体育学院，2020．

⑦ 任亚平．八段锦干预对老年糖尿病患者步态的影响研究 [D]．大连：辽宁师范大学，2018．

另外，还有研究表明，乳腺癌根治术后患者通过 8 周八段锦习练后，肩关节活动度能够有效提高，上肢功能得到较为明显的改善[①]；习练易筋经能有效提高骨骼肌减少症患者的柔韧度，增强骨骼肌功能[②]。

2.2.4　习练健身气功对中老年人免疫系统的影响

人体的免疫系统是身体保持和外界环境平衡和自身稳定的重要系统。机体开始衰老后，免疫系统的功能显著降低，主要表现在免疫细胞的数量减少、活性降低、T 细胞增殖反应、白细胞介素 –2 水平、受体表达、信号传达及细胞毒性作用等下降[③]。

早在十几年前，有学者就通过实验证实，健身气功对中老年人外周 T 细胞和 NK 细胞等免疫细胞有积极的作用效果，学者对参加 3 个月五禽戏习练的 50 名中老年人习练健身气功前后外周血 T 细胞亚群进行测试后发现，男女中老年人免疫机能表现出良好的改善状况，而且女性习练者的免疫水平得到较快提高，60 ~ 69 岁间受试者免疫力提高较快，这提示习练健身气功·五禽戏可能会对中老年人外周血 T 细胞亚群的分布有一定的影响，对改善中老年人的免疫力起到较好的作用[④]。分析结果认为，健身气功五禽戏属中小强度的有氧运动，练习时可以通过对人体形、意、气的调节，改善人的精神状态，增加免疫细胞活性，有效调节中老年人的免疫平衡能力。分析研究中女性效果优于男性的原因，一方面可能是由于激素的调节作用，另一方面可能是健身气功的运动强度适合女性，对于男性来说该强度相对较小，从而影响了运动效果。当然，这些仅是针对实验结果做出的表浅解释，尚需深入的研究探讨。

近年来，针对各类健身气功功法习练对中老年人群机体免疫力的改善机制的研究指标虽然各不相同，但结论都趋向于改善作用。首先，有研究者检测了中老年人习练健身气功六字诀后辅助 T 细胞及降低细胞毒性 T 细胞的变化，发现通过机体的调节起到调节免疫系统的作用[⑤]。还有研究发现，中老年男性习练 6 个月的易筋经后，IgG 指标出现显著性的上升，这提示其可以预防体液免疫功能的下降[⑥]，同时，可降低 2 型糖尿病患者血液中白细胞、单核细胞数，减少平均血小板体积，证明习练易筋经能对患者的炎症反应有一定的降低效果[⑦]。王宾等人对中老年女性习练 3 个月马王堆导引术后观察其相关免疫指标，他们发现，习练组 T 细胞亚群及其比值部分指标发生变化，CD4+ 数量增加，CD4+/CD8+ 比值升高，NK 细胞百分比含量有所增加，NKT 细胞百分比含量显著升高[⑧]，这提示习练导引术可

① 沈玲珊 . 渐进练习八段锦前四式对乳腺癌改良根治术后上肢功能的影响 [J]. 福州：福建中医药大学，2017.
② 王宾，马士荣，胡莺 . 健身气功易筋经锻炼对骨骼肌减少症患者康复效果的影响 [J]. 中国老年学杂志，2016，36（4）：898-899.
③ 王琼 . 体育舞蹈对提高老年人健康的作用研究 [J]. 西昌学院学报（自然科学版），2011，25（1）：86-89.
④ 吴京梅，虞定海 . "健身气功·五禽戏" 锻炼对中老年人外周血 T 细胞亚群的影响 [J]. 北京体育大学学报，2006（8）：1074-1075 .
⑤ 贺晋芳 . "六字诀" 呼吸法治疗 COPD 稳定期的疗效及对 T 淋巴细胞亚群的影响 [D]. 北京：北京中医药大学，2019.
⑥ 靳雪钰 . 健身气功·易筋经对中老年男子部分生理、生化指标的实验研究 [D]. 西安：西安体育学院，2016.
⑦ 孟德松 . 传统健身功法·易筋经干预 II 型糖尿病疗效的实验研究 [D]. 桂林：广西师范大学，2017.
⑧ 王宾，陆松廷 . 健身气功·马王堆导引术锻炼对中老年女性免疫功能的影响 [J]. 中国老年学杂志，2015，35（15）：4283-42875.

以有效改善中老年人的免疫功能。推测其改善机理都与健身气功功法动作有一定的关系。例如，各类健身气功功法动作中松紧交替的运动形式，对安静状态下机体激素的分泌水平有了影响，导致体内淋巴管收缩，加速淋巴细胞恢复和再循环，加快在全身的重新分布，从而达到提高免疫力的效果。特别是八段锦第4式"五劳七伤向后瞧"，挺胸转头，可刺激胸腺，调整颈椎，增进头部的血液循环，改善大脑对脏腑的调节能力，提高练习者的免疫力。此外，健身气功练习时动作缓慢柔和，呼吸深细匀长，且多配以舒缓悦耳的中国传统乐器演奏的音乐，可以增强习练者的心理稳定性，保持良好的情绪状态，调动下丘脑心理—神经—免疫链，释放神经递质、神经肽、激素等作用于内分泌系统，使得外周血淋巴细胞活性升高、数量增加，机体免疫力增强。

2.2.5 习练健身气功对中老年人呼吸系统的影响

健身气功属中小强度有氧运动，这一运动负荷恰好有助于发展呼吸系统机能。

从健身气功的要素来看，健身气功对呼吸系统的改善可能是由于健身气功本身注重气息的调和，在练习过程中要求吐气发声均匀柔长，动作舒缓圆活，加上开始和结束时的静力养气，动中有静，静中有动，动静结合[1]。所采用"腹式呼吸"，充分地调动膈肌，使呼吸趋于深、长、细、缓，提高氧供应量，增加肺活量[2]。

2.2.5.1 习练健身气功对健康中老年人呼吸系统的影响

事实上，有氧运动对呼吸机能的提高作用已经得到普遍认可。雷斌等通过监控六字诀锻炼过程中习练者心率的变化发现，健身气功习练时心率的波动在正常范围内，符合有氧运动和健身的要求[3]。由此，我们推断健身气功对中老年人的呼吸系统必然会产生积极影响，从研究人员的实验中我们也可以得到相同的结论。

卢红梅[4]以中老年人为研究对象进行试验，分析所得研究结果，从数据上证实了健身气功练习后，受试者呼吸频率明显减少，呼吸深度加大，肺活量增加，从而说明坚持进行健身气功练习，对完善呼吸系统的功能有积极意义。虞定海等[5]的研究也证实，五禽戏可以显著改善练习者的肺活量。在对长期参加健身气功、长跑、舞蹈等不同体育项目健身的男女老年人进行肺通气量的测试后，王维群按测试结果把各试验组肺通气功能进行排列，其顺序为：舞蹈组、长跑组、健身气功组，同时对比男女组别，分析后发现，体育运动对女性老年肺通气功能的影响没有男性大[6]，从而认为适宜的体育锻炼可以改善老年人的肺通气量，提高其呼吸能力。

健身气功的益气养肺作用与其功法动作要求有关。健身气功的呼吸，无论何种方式，

① 费宏程，金相奎，王红."健身气功·六字诀"对大学生心肺功能影响的研究[J].吉林体育学院学报，2007 (02)：67-68.
② 张伟.从五禽戏谈老年人的健身运动[J].六盘水师范高等专科学校学报，2004 (12)：38-39.
③ 雷斌，石爱桥，吕吉勇.健身气功·六字诀锻炼对心率的影响研究[J].哈尔滨体育学院学报，2008 (6)：183-185.
④ 卢红梅.健身气功在养生保健中的应用[J].安阳师范学院学报，2007 (5)：134-136.
⑤ 虞定海，陈文鹤，张素珍，等.五禽戏新功法的编创及实验效果[J].上海体育学院学报，2003 (5)：55-58.
⑥ 王维群.不同运动项目对老年人心肺功能影响的比较研究[J].成都体育学院学报，2001 (4)：85-88.

都是由吸气、呼气、屏气和止气四个动作构成的。吸气后，短暂的屏住吸入的气体为屏气；呼气后，暂时停止呼吸动作为止气。一吸一呼为一息，每一息中必有一吸、一呼。但不是每一息中都有屏气和止气。屏气和止气必须根据肢体做紧张用力的抻拉伸展、开举旋扭动作和放松停顿的收合按落动作的需要灵活运用。古人说，"使气则竭，屏气则伤"。因此，吸气呼气时要轻松缓慢留有余地，不可强吸硬呼，使吸气太满，呼气太尽。屏气和止气时要轻轻地屏止，慢慢地接续，不可过于用力或拖长时间[1]。以上的功法动作要领，就决定了不管习练哪类健身气功，只要抓住了呼吸吐纳这一学练健身气功的关键环节，掌握了呼吸吐纳的核心技术，充分发挥调息的导引作用，就会调养五脏气血，疏通全身经脉，收到强身健体的效果。

2.2.5.2 习练健身气功对中老年肺部疾病患者呼吸系统的影响

长期规律练习八段锦可以有效改善有慢性阻塞性肺病、肺结核等肺部疾病患者的肺功能和血气指标，增强其活动耐力，减轻呼吸困难症状，促进康复[2][3]。

近年来，健身气功作为一种运动疗法，已在临床康复领域得到了应用，其中对慢性阻塞性肺病的康复治疗效果已引起大家的关注。其中，郭滨在对患者实施肺康复训练加6个月健身气功八段锦训练后发现，气道CRP、TNF-α、IL-8水平和SGRQ评分明显下降，并明显低于对照组，FVC、FEV1、FEV1/FVC水平均高于训练前，并明显高于对照组，这提示健身气功八段锦结合肺康复训练应用于COPD患者，可降低气道炎性因子水平和SGRQ评分，提高肺功能指标水平，训练效果优于单纯的肺康复治疗[4]。

推究健身气功对肺部疾患患者的康复机理认为，这与健身气功各功法的动作特点有一定的关系。例如，八段锦的"两手托天理三焦""左右开弓似射雕""调理脾胃须单举"这3节[5]，就是采用深长呼吸，能够有效锻炼呼吸肌，提高肺通气功能；通过大量上肢运动，使手少阳三焦经得以疏通，进而通调水道功能，促进痰液等排泄；同时锻炼时身心放松，有利于改善呼吸困难症状[6]。而习练易筋经对慢性阻塞性肺疾病稳定期患者肺功能的康复效果的促进作用[7]，就可能与健身气功·易筋经的呼吸吐纳是以鼻呼吸方式为主进行练习有关，按《五息直指单微》的分类："鼻息（呼吸）有四，风、喘、气、息。息有声，曰风。息频促，曰喘。息往来不细，曰气。息绵绵不断，曰息。风则散，喘则戾，气则劳，息则定。"意思是，这四种呼吸方式中，只有"息"式呼吸才是健身养生保健中最

---

① 健身气功管理中心.健身气功的呼吸方法及习练要领[EB/OL]. https: //www.sport.gov.cn/, 2018.

② 雷聪云，叶秀春，纪伟娟，等.八段锦在慢性阻塞性肺疾病患者稳定期康复中的研究[J].中华护理教育, 2019, 16（3）: 188-192.

③ 石燕.八段锦健身气功锻炼对肺结核患者肺功能及并发症的预防研究[J].中国预防医学杂志, 2019, 20（9）: 799-802.

④ 郭滨.健身气功八段锦结合肺康复训练在慢性阻塞性肺疾病患者中的应用效果[J].中国民康医学, 2022, 34（4）: 80-82.

⑤ 刘艳君.耳穴埋针法结合八段锦训练对运动员腰肌劳损的临床研究[D].广州：广州中医药大学, 2015.

⑥ 薛广伟，冯淬灵，姚小芹，等.健身气功八段锦在慢性阻塞性肺疾病稳定期肺康复中的疗效评价[J].北京中医药大学学报, 2015, 38（2）: 139-144.

⑦ 张敏，徐桂华，李峰，等.健身气功易筋经促进慢性阻塞性肺疾病稳定期患者康复[J].中国运动医学杂志, 2016, 35（4）: 339-343.

合适的呼吸方式，其深而慢的呼吸方式，可以使膈肌收缩和舒张能力提高，肺活量增大，同时配合四肢的运动，充分开合胸廓，能有效增强呼吸肌肌力，改善呼吸功能，对肺功能疾病有很好的防治效果[①]。同样，六字诀是以呼吸吐纳为主要手段，并配以简单导引动作的气功健身方法，强调意念与舒缓圆活的动作、匀细柔长的吐气发声相结合，"寓意于气（呼吸），寓意于形"[②]。所谓"寓意于气"并非将意念完全放在呼吸上，吐气时要微微用意。如口吐"嘘"字音时，虽未在意，却如明镜了然于胸，心中清楚自己正在发其声、吐其气，通过呼吸吐纳调动脏腑的潜能，来有效减轻肺功能障碍患者症状，增强其肺功能，提高生活质量[③]。

综上所述，国内外已针对健身气功对人体各个系统、器官及其相关疾病的作用进行了大量研究，并且取得了一定的研究成果。根据现有的研究可证实，健身气功具有运动强度低、柔和舒展、动作成套等特点，适用于各类人群，尤其对于动作迟缓、不适宜进行剧烈运动的老年人来说，是更为安全、便捷的选择。

目前，健身气功作为我国民族传统养生文化的重要组成部分，其在医学、哲学、历史学、民族传统体育学等方面的价值也已得到充分肯定，并得到了大众的广泛认可。特别是近二十年来，国家体育总局等相关政府部门十分重视健身气功的科学规范发展，专门成立了国家体育总局健身气功管理中心全方位、多层次的指导其理论技术、基层设施与宣传效果等相关工作[④]，对省市县基层的健身气功进行一定的规范与支持。经过多年踏实工作，健身气功在群众中得以广泛推广和传播，现已取得了非常大的成效，极大地增强了各年龄段人群对健身气功的喜爱。

2.3 中老年人习练健身气功的健心机制的研究现状

对于中老年人来说，随着年龄的增长，身体机能不断下降，健康问题逐渐增加，中老年人心理状态和生活质量都会受到不同程度的影响，这也使得中老年人群逐渐成为健康上的"弱势群体"。同时，我国目前已经逐渐成为世界上老年人口最多的国家。根据国家统计局2023年底发布的最新数据，截至2023年2月，全国已有2.8亿60岁及以上的老年人口，占人口总数的19.8%；大约有2.1亿的65岁及以上老年人口，占人口总数的14.8%[⑤]。预计到2035年左右，60岁及以上老年人口将突破4亿，在总人口中的占比将超过30%，进入重度老龄化阶段。基于此，对于中老年人群来说，不但其生理健康问题已受到广大学者的关注，而且他们的心理健康也已经成为全社会关注的焦点问题。

大量研究文献表明，有规律的体育运动有助于健康心理的建立和维持。传统理论认

① 张敏，徐桂华，李峰，等.健身气功易筋经促进慢性阻塞性肺疾病稳定期患者康复[J].中国运动医学杂志，2016，35（4）：339-343.
② 尤杏雪.健身气功·六字诀对老年人生存质量影响因素的研究[D].北京：首都体育学院，2009.
③ 李蓉.健身气功·六字诀对老年人稳定期慢性阻塞性肺炎的干预研究[D].北京：北京体育大学，2018.
④ 宋亚佩，范铜钢.健身气功发展审视及改革思路[J].体育文化导刊，2019（3）：53-57.
⑤ 中国产业信息.2017—2022年中国养老产业行业发展趋势及投资战略研究报告[EB/OL].https://www.chyxx.com/docs/download/473223.html，2022.

为，体育运动对心理状态的改善是通过对参与者生理机能的提高来实现的，但现代心理学研究成果证实，某些心理上的变化早于机体结构功能的变化①。由此可见，体育运动对心理健康的作用不能仅从身体机能这一单方面予以解释，而是多种因素共同作用的结果。

健身气功强调身心合一、呼吸自然、意守丹田，坚持锻炼可以消除疲劳，使人内心平和、乐观向上，可以提高中老年人的社会适应性②。目前，作为一种有效调节心理状态和提高生活质量的重要途径，以运动节奏缓慢、运动强度较低的八段锦、五禽戏等健身气功为主的运动项目，已受到广大中老年群体的青睐。三十多年来，国内外许多学者健身气功（包括八段锦、易筋经、六字诀、五禽戏等）在中老年人群体健身方面的功效，并对此展开了多方面的挖掘、探索和研究，在发现习练健身气功对中老年人生理健康有诸多方面的改善的同时，也有大量研究揭示了习练健身气功能对中老年人群心理状态产生积极的影响③。下面就国内外学者关于健身气功习练对中老年人心理状态影响方面的相关研究进行综述。

2.3.1 对中老年人认知能力的影响

身体状态和生活节奏的改变，必然会引起中老年人心理上的相应变化。经常参加体育运动，可以改善中老年人由年龄增长带来的回归性认知能力减退。

研究证明，健身气功可有效地提高中老年人简单反应时速度，增强其记忆力及逻辑思维能力④。章文春等人在探讨健身气功对中老年人智能老化的影响时发现，健身气功·易筋经的练习能够明显提高中老年人的思维敏捷性、动作灵活性、短时记忆力和注意品质，表明其确实具有延缓中老年人智能衰退的作用⑤。同时，翟向阳等人的研究也证实健身气功可以改善中老年人认知能力，此外还指出在认知能力改善上存在明显的性别差异，女性优于男性⑥。

认知过程是对信息加工完善的过程，而感知觉是机体从外界获取信息的过程，作为机体外界信息的基本来源，感知觉应该引起足够重视，但目前针对健身气功对中老年人感知觉的影响的报道较少，但从关于运动与中老年人平衡能力关系的研究结果可以推测其对中老年人的感知觉将产生积极的影响。首先，Dinah S 等人的研究表明，注意力的集中程度与体位调节能力之间存在相互联系⑦。Arash 等人通过对注意力与体位控制中感觉统合之间关系的研究也发现，中老年人在感觉信息输入上存在信息延迟，建议通过对认知能力的干

① 张力为，任未多．体育运动心理学研究进展 [M]．北京：高等教育出版社，2000．
② 李炫灵，孙健．健身气功与中老年群体相关研究的述评 [J]．武术研究，2019，4（8）：111-114．
③ 梁利苹．多种传统保健体育项目对中老年人心理情绪及免疫功能的影响 [J]．中国老年学杂志，2018，38（2）：418-420．
④ 吴家舵，虞定海，吴红权，等．五禽戏新功法锻炼者心理健康效应分析 [J]．上海体育学院学报，2003（2）：59-63．
⑤ 章文春，钟志兵，伍庆华，等．健身气功易筋经延缓中老年人智能老化的研究 [J]．中国行为医学科学，2006（9）：827-828．
⑥ 翟向阳．健身气功锻炼与提高心理健康作用的研究分析 [J]．河南中医学院学报，2006（03）：47-48．
⑦ Dinah S. Reilly. Interaction Between the Development of Postural Control and the executive Function of Attention. J Mot Behav, 2008, 40（2）：90-102．

扰来改善中老年人的平衡调节过程[1]。国内外许多研究均可为该结论提供支持[2][3]。另外，在对中老年人感知觉的相关研究中，金昌龙等人指出，长期坚持练习太极拳，有助于提高中老年人的平衡能力、视觉、触觉等本体感受[4]。张楠楠等人的研究也提出，长期坚持太极拳练习可以改善中老年人的认知能力[5]。

综上，我们认为健身气功与太极拳在功法和练习要求上有相似之处，那么通过长期练习是否也会对机体的本体感受能力产生影响，从而作用于认知能力呢？目前相关的几个研究中[6][7]都有提到健身气功具有提高中老年人平衡能力、反应时等功能，但关于其对感知觉影响的专题研究近于空白，因此其该方面的作用效果还需大量实验研究来加以验证。

2.3.2 对中老年人情绪调节作用的影响

2.3.2.1 对健康老人情绪方面的调解作用

通过对有氧练习心理效益的考察发现，有氧练习与心境改变和应激减少有关[8]。健身气功属于中等强度的有氧运动，功法简单易接受。目前，虽然大量研究均认为健身气功可以改善中老年人身体状态，但对其效果的大小，增益作用的机理、实施方案等还存在不同意见。

一般认为，健身气功通过冥想和想象来引导和转移人们的专注力，对情绪抑郁和烦躁产生调节作用，健身气功练习能够提高大脑中皮层的兴奋度，有助于降低焦虑和负面情绪，从而缓解情绪，改善心理健康，增强信心[9]。通过对练习者自我感觉的调查发现，50%以上的练习者自我感觉练习后自己的身心健康有所提高，健身气功的各类功法也为大多数练习者所接受[10]。在以中老年女性为对象的研究中，马振磊等人随机将80名中老年女性分为练功组和对照组，每组各40名，其中习练组每周集中习练3次，1h/次，对照组无任何集体或个人有计划的健身活动[11]，研究结果提示，老年女性的心境发生了积极的变

① Arash Mahboobin. A Model-Based Approach to Attention and Sensory Integration in Postural Control of Older Adults. 2007 Dec 18, 429 (2-3)：147-151.
② Brown LA, Shumway-Cook A, Woollacott MH. Attentional demands and postural recovery：the effects of aging[J]. Gerontol A Biol Sci Med Sci, 1999，54：165-171.
③ Jamet M, Deviterne D, Gauchard GC, Vançon G, Perrin PP.Higher visual dependency increases balance control perturbation during cognitive task fulfillment in elderly people.Neurosci Lett, 2004 (359)：61-64.
④ 金昌龙，班玉生.太极拳练习对中老年人静态平衡能力的影响[J].上海体育学院学报，2005 (05)：44-48.
⑤ 张楠楠，吕晓标，倪伟，等.长期太极拳锻炼改善中老年人认知能力的作用[J].中国临床康复,2006 (26)：7-8.
⑥ 石爱桥，李安民，王广兰，等.参加健身气功易筋经锻炼对中老年人心理、生理影响的研究[J].成都体育学院学报，2005 (03)：95-97.
⑦ 崔永胜，虞定海."健身气功·五禽戏"锻炼对中老年女性身心健康的影响[J].北京体育大学学报.2004 (11)：1504-1506.
⑧ 张力为，任未多.体育运动心理学研究进展[M].北京：高等教育出版社，2000.
⑨ 李锐，卢伯春.健身气功对人体身心健康影响的研究进展[J].中国老年学杂志，2022，42 (18)：4638-4644.
⑩ 曾云贵，周小青，王安利，等.健身气功·八段锦锻炼对中老年人身体形态和生理机能影响的研究[J].北京体育大学学报，2005 (09)：1027-1029.
⑪ 曾云贵，周小青，王安利，等.健身气功·八段锦锻炼对中老年人身体形态和生理机能影响的研究[J].北京体育大学学报，2005 (09)：1027-1029.

化，这表明健身气功·马王堆导引术锻炼可在一定程度上降低老年女性焦虑水平[①]。方磊等人发现，中老年人参与健身气功·五禽戏锻炼能较好地促进情绪的变化，改善抑郁以及焦虑等症状，并增强社交能力[②]。还有研究人员运用实验法、调查问卷法以及数据统计等研究方法，对健身气功·马王堆导引术中老年女性锻炼者的心境状态进行统计分析，结果显示，锻炼者的消极情绪，如愤怒、疲劳、抑郁等指数显著降低；积极情绪，如精力、自尊感指数则明显上升。这提示健身气功·马王堆导引术锻炼，对中老年女性的心境状态有改善作用[③]。综上研究认为，健身气功的干预对中老年人的心境状态可以有一定程度的改善[④]，对缓解焦虑有一定的效果，可较为有效地调节情绪。

另外，还有一些研究结果认为，因一些外在因素的影响，导致健身气功习练对中老年人心理状态影响不明显。例如，吴家舵等人采用许军等编制的自测健康评定量表、锻炼自觉效果评价表、注意力集中测试仪，对练习两个半月左右五禽戏新功法的锻炼者进行习练前后测试比较，以分析五禽戏新功法对锻炼者心理健康的影响效应[⑤]，研究结果与该作者后续的相关研究结果共同显示，五禽戏锻炼者在练习两个半月左右后，身心功能尤其是心理健康在量表方面出现初步的变化，表明该功法对于稳定情绪、调节身心状态、改善生活质量等具有一定效果[⑥]。但由于两个半月的练习时间相对较短，而中老年人情绪相对稳定，短期的运动干预不易对其情绪产生较明显改变，由此该研究认为，必须长期坚持习练才能有效地调节情绪。这与王松涛等人在对中老年人生存质量进行调查的结果近似，他们提出6个月的健身气功练习对中老年人心理健康的多个方面影响效果也不明显，并指出情绪这种相对较稳定的人格因素很难会受到运动的影响而改变[⑦]。

当然，目前虽然存在不同意见，但由上述研究综合后可看出，大多数研究者均认为健身气功可以改善中老年人身体状态，从而有助于调节中老年人的情绪，帮助他们维持一个积极、乐观的生活状态，这种对情绪的增益作用除了因为健身气功的运动强度适宜外，还可能与中老年人在习练过程中因功法需要强调腹式呼吸有关，但目前这方面的研究不多，具体机制还有待于进一步探讨。

2.3.2.2　对患病老人情绪方面的调解作用

目前，我国学者在对健身气功健康促进方面进行广泛研究的过程中，除了验证了习练健身气功相关功法对健康中老年人的身心健康有增益作用外，还有一些学者特别关注了对

① 马振磊，王宾，席饼嗣.健身气功·马王堆导引术锻炼对中老年女性心境状态及焦虑水平的影响 [J]. 中国老年学杂志，2016，36 (13)：3248-3249.
② 方磊，严隽陶，孙克兴.传统养生功法五禽戏研究现状与展望 [J]. 中华中医药杂志，2013，28 (3)：837-840.
③ 刘先萍，王震，王自友.健身气功·马王堆导引术锻炼对中老年女性心境改善的实验研究 [J]. 中国体育科技，2010，46 (05)：118-121.
④ 李炫灵.中老年群体健身气功锻炼与生活质量的相关性研究 [D]. 武汉：武汉体育学院，2020.
⑤ 吴家舵，虞定海，吴红权，等.五禽戏新功法锻炼者心理健康效应分析 [J]. 上海体育学院学报，2003 (2)：59-63.
⑥ 吴家舵，虞定海，吴红权，等.五禽戏新功法锻炼者心理健康效应分析 [J]. 上海体育学院学报，2003 (2)：59-63.
⑦ 王松涛，朱寒笑，张禹，等.新编健身气功八段锦锻炼对中老年人生存质量的影响 [J]. 北京体育大学学报，2007 (2)：203-205.

患有相关疾病，特别是患慢性病的老人，在身体条件允许的情况下，通过习练各类健身气功功法，对负面情绪所产生的明显的缓解作用，以及提高积极情绪的可能效果。

有学者通过对中老年下肢残障人士习练2个月健身气功·十二段锦前后，习练者心理情绪等指标进行测试后发现，中老年下肢残障人士的正性情绪评分有明显的提升，负性情绪评分明显下降，这提示健身气功·十二段锦的习练对中老年下肢残障人士的情绪调节有良好的促进作用[1]。

宋子麒以对老年2型糖尿病合并抑郁症患者为研究对象，来探讨健身气功·八段锦联合抗阻运动对患者抑郁状态的影响，研究结果提示，八段锦运动对患者的抑郁情绪有积极的作用，而且结合抗阻运动效果更好[2]。这与任帅[3]的研究结果一致。这些研究成果表明八段锦在针对糖尿病患者的心理健康状态方面有积极的作用，坚持习练健身气功八段锦，可以对患者的心境、情绪等方面起到有益的促进作用[4]。上述研究提示，2型糖尿病合并心理抑郁状态的患者可采取健身气功·八段锦作为运动干预形式，在其身体状态允许的情况下进行运动习练，这将为改善糖尿病患者心理水平提供帮助，从而有效预防患者糖尿病的恶化，提高患者的生存质量。

另外，针对心理疾患，习练八段锦也有一定的缓解效果。张捷等人采用汉密尔顿焦虑量表（HAMA）、焦虑自评量表（SAS），对进行12周的八段锦习练干预的广泛焦虑症患者评估后发现，治疗8、12周时，治疗组HAMA总分、SAS评分均显著低于同期对照组（$P < 0.05$）[5]，这提示习练八段锦对广泛性焦虑症的躯体性和精神性焦虑症状都有明显的疗效[6]。作为一种辅助治疗的运动疗法，起效时间快，长期疗效佳，而且因八段锦简单易学、习练方便，能增加患者治疗的主观能动性，便于临床推广[7]，这一结论也得到了章文雯的研究证实。从上述学者的研究可以看出，对于广泛性焦虑症患者来说，习练八段锦不失为一种较好的、对临床疗效有提高作用的运动疗法，可在临床康复中加以推广。

2.3.3 对中老年人群生活（生命）质量的影响

生命质量量表（SF-36）是美国波士顿健康研究所研制的健康调查问卷，广泛运用于普通群体的生存质量测定、临床试验评价等领域，该量表也被证实应用于我国的老年人群体具有很好的信效度，目前广泛应用于健身气功习练对中老年人群生活（生命）质量的影响的评价研究中[8]。

---

① 沈奕霏. 健身气功·十二段锦对中老年下肢残障人士身体健康和情绪调节的影响 [D]. 西安：西安体育学院，2018.

② 宋子麒. 八段锦结合抗阻运动对老年2型糖尿病合并抑郁患者的干预效果研究 [D]. 大连：辽宁师范大学，2022.

③ 任帅. 健身气功八段锦对糖尿病前期人群糖脂代谢及焦虑抑郁的影响研究 [D]. 大连：辽宁师范大学，2021.

④ 潘培茜. 八段锦对糖尿病患者心理健康状况影响的meta分析 [D]. 福州：福建中医药大学，2018.

⑤ 张捷，章文雯，沈慧. 习练八段锦对广泛性焦虑症临床疗效的影响 [J]. 中国运动医学杂志，2016，35（3）：231-233.

⑥ 章文雯. 习练八段锦对广泛性焦虑症临床疗效影响的研究 [D]. 北京：北京中医药大学，2014.

⑦ 章文雯. 习练八段锦对广泛性焦虑症临床疗效影响的研究 [D]. 北京：北京中医药大学，2014.

⑧ 魏琳，王立军. 健身气功·导引养生功运动对老年人生命质量的影响 [J]. 中国老年学杂志，2022，42（5）：1192-1195.

十多年前，王松涛等人就将 SF-36 量表应用于评价参与习练健身气功前后老年人的生活质量变化，研究发现，SF-36 量表中多项指标的评分（躯体功能和总健康指数）都显著提高，且个别指标会随着锻炼时间的延长呈现评分逐渐升高的趋势，由此得出结论，习练健身气功能够在改善中老年人生理健康的同时，调节其心理健康，从而提高生活质量[①]。

随着年龄增大，老年人各器官功能逐渐衰退，严重影响了老年人的健康和生活质量。良好睡眠质量有助于中老年人消除疲劳、提高体力，健康长寿的老年人均有良好的睡眠。而睡眠质量低，会严重影响老年人的生活质量，同时造成老年人免疫力下降，慢性病发病率上升。由此可见，睡眠质量是评定生活质量高低的重要指标之一。

"调息"作用，就是要求健身气功的习练者在练习时尽可能地将身体处于放松状态，专注于意念引导活动，这样做可以降低人体的能量消耗和氧气消耗，保证大脑皮层神经细胞得到充分的休息，充分集中注意力[②]。而这种作用有助于中老年人放松身心，得到休息，缓解精神紧张，放松肢体的疲劳状态。这一推论也得到了许多研究者的实验支持。例如，王英伟等人通过对社区中老年人进行 3 个月的八段锦习练跟踪调研发现，习练八段锦的老人睡眠量表中包括睡眠总分在内的多个指标均好于对照组，这提示健身气功·八段锦习练有助于改善老年人睡眠质量[③]；还有学者在对社区老年人进行 10 周健身气功·五禽戏的运动干预后也发现，与运动干预前相比，社区老年男性和女性的睡眠情况总分和睡眠质量单一评分显著下降[④]，这提示习练健身气功·五禽戏也能够有效改善社区老年人的睡眠质量。

总之，健身气功锻炼可以成为减缓认知能力退化、改善精神情绪状态、提升中老年人生活质量（生命质量）的有效运动形式之一。基于此，建议中老年人可以多学习几种健身气功功法，然后依据个人的健康状况和兴趣喜好，坚持每天至少进行一种或整合几种功法，持之以恒，坚持习练，这将有利于增进心理健康，及时排除负面情绪，提高个人生活质量，促进身心全面健康发展，益寿延年。

2.4 研究述评

上述相关文献研究为本书的两个重要研究，即中老年人习练健身气功的健身效果和评价方法的研究和中老年人习练健身气功的健心效果研究，在研究的选题、研究设计（包括测试指标选择以及数据分析）等方面提供了重要的理论指导与实践参考。

目前，对健身气功的相关研究尽管受到广大民族体育研究者和运动医学工作者的关注，但基本集中在功法源流考证、功法理念解读的理论研究，以及功法锻炼效果探究、心

① 王松涛，朱寒笑，张禹，等. 新编健身气功八段锦锻炼对中老年人生存质量的影响 [J]. 北京体育大学学报，2007（2）：203-205.
② 胡晓飞. 健身气功基本要素解析（调息篇）[J/OL]. 国家体育总局健身气功管理中心，https://www.sport.gov.cn/，2017.
③ 王英伟，李秀东，毕雪晶. 八段锦健身气功对社区老年人睡眠质量及记忆功能的影响 [J]. 中国老年学杂志，2019，39（14）：3435-3437.
④ 宋光辉. 健身气功五禽戏对社区老年人体质状况和睡眠质量的影响研究 [D]. 上海：上海师范大学，2018.

理健康干预等试验研究方面。尽管较多的研究对象集中于中老年群体，但因研究人员和试验条件的限制，还有很多研究的内容没有得到深入探讨，相关研究成果较为匮乏，还需要众多研究者进行不懈的努力。

鉴于此，本研究选择目前研究成果较少的两个研究方向展开：一是中老年人群健身气功健身效果评价模型构建；二是不同社会环境下健身气功习练对中老年人幸福感（幸福指数）的影响。以这两方面研究为切入点，对健身气功对中老年人身心健康的促进效果进行研究，尝试解决中老年群体在习练健身过程中缺乏科学指导等问题，探究对中年人群心理健康的增益功效，以便为今后中老年群体进行健身气功锻炼时健身功法的选择以及针对性健身指导方案的制订提供理论及数据支撑。

③ 中老年人习练健身气功的健身效果和评价方法研究

本研究分三部分。第一部分：选取习练参与性较好的女性中老年人为研究对象，对其习练健身气功前后体质等相关指标进行了测量，一方面探讨了健身气功对中老年女性人群体质状况的影响，另一方面为中老年健身气功健身效果评价模型的构建积累了相关数据。第二部分：构建了中老年健身气功健身效果评价模型，为今后健身气功的锻炼评价服务系统（平台）的设计开发，建设健身气功锻炼评价与指导的信息化平台，实现信息服务的便利化提供有力的保障，为进一步推进健身气功运动科学、深入、广泛地开展打下坚实的科技基础。第三部分：尝试利用 FMS 对中老年健身气功习练者进行动作筛查和评价，有针对性地寻找出相对应的健身气功动作，丰富健身气功科学锻炼的理论基础，为今后研制个性化的健身气功"纠正性"运动处方提供参考。

3.1 健身气功促进中老年女性人群体质效果的研究

健身气功属于中小强度有氧运动，对改善中老年人体质状况有一定积极作用。但因年龄所导致的身体状况、参与积极性等原因，健身气功习练对不同年龄段中老年人群体质水平的影响效果存在一定的差异。基于此，本研究在先期研究中，选取习练参与性较好的女性中老年人为研究对象，通过对其习练健身气功前后体质等相关指标的测量，探讨健身气功对中老年女性人群体质状况的影响，其研究成果一方面可为今后进一步扩展到男性习练人群的相关研究提供参考，另一方面可针对不同年龄段习练健身气功中老年女性人群进行科学的指导，使其能根据自己身体状况进行练习，以增强对其体质状况的影响效果，促进其身体健康。

3.1.1 研究背景

随着我国社会经济水平的加速发展，人民生活水平和医疗卫生保健事业发生了翻天覆地的变化，人们对健康长寿的要求也日益提高。事实上，人进入到中年以后，身体很多机能都开始呈现下降的趋势，一些常见的慢性疾病，如高血压、冠心病、动脉粥样硬化、骨质疏松症、身体平衡功能下降等疾病的发病率增高，这些都会对中老年人生活质量产生严重影响。中国人口老龄化正逐渐加剧，2010 年第六次全国人口普查，中国人口达到 13.39 亿，其中 60 岁及以上人口占 13.26%，比 2000 年人口普查上升 2.93 个百分点[①]。怎样使这些老年人生活得更好、更健康越来越受到社会各界的关注。同时，因性别所致的生理、心

① 王琪.健身气功对绝经后女性静态平衡能力的研究 [D].沈阳：沈阳体育学院，2014.

理和社会方面等各种原因，中老年女性的身体各器官和系统的衰退更为明显，健康状况不容乐观。对中老年人群健康问题，党和政府也都非常关注，2011 年国务院印发的《全民健身计划（2011—2015 年）》中特别提出，要重视老年人体育的发展，不断创新适合老年人特点的体育健身项目和方法。作为运动医学工作者，更应致力于中老年人群，特别是中老年女性科学健身方面的研究，从而为该人群提供相关的健身指导，使中老年女性能够在众多的运动项目中，通过简单、有效和直观的健身效果反馈，科学、合理地选择自己喜爱的、适合自身情况的体育运动方式，增进健康、增强体质和丰富文化生活，来维持和改善身体健康。

3.1.2 研究的目的和意义

体质是指人体的质量，是在先天遗传因素和后天环境因素共同影响下表现出来的人体形态结构、生理功能和心理功能等综合的相对稳定的特征[①]。体质随着年龄的增长而发生变化，成年后体质呈现下降趋势，健康的生活方式有助于保持或增强体质水平，其中科学的体育锻炼是积极的影响因素[②]。一般认为，体质包括身体成分、心肺功能水平、肌肉的力量和耐力、平衡性、柔韧性，是影响人体健康的主要因素。因此，体质在一定程度上可反映人体健康情况，其相关指标的变化就成为各年龄段人群健身效果反馈的参考之一，在一定情况下被体育运动指导者用来科学指导全民健身活动。

健身气功是以增进身心健康为目的，以自身形体活动、呼吸吐纳、心理调节相结合为主要运动形式的民族传统体育项目。2003 年 2 月，国家体育总局将健身气功确立为第 97 个体育运动项目。2003 年 3 月，国家体育总局在挖掘整理优秀传统气功功法的基础上，重新组织编创了"五禽戏""六字诀""八段锦""易筋经"等四种健身气功[③]，并在全国试行推广，取得可喜成果。2007 年又推出健身气功·大舞、健身气功·马王堆导引术等五种新的功法。其功法以身体活动为基础，以意识为主导，意识内向为主体，内外结合，从而起到平衡阴阳、调和气血、疏通经络、培育真气的功效，达到扶正祛邪、防病治病及健身之目的[④]。目前，国家体育总局已颁布了《健身气功发展规划（2013—2018 年）》，这为进一步推动健身气功升级发展起到了非常重要的指导作用，也为未来健身气功的发展带来一个全新的提升局面。据调查发现，因健身气功动作柔美、舒展，运动强度小，在习练健身气功的人群中，中老年妇女习练者占较大的比重。

因此，本研究采用试验设计的方法，依据国家体育总局制定的《国民体质监测标准》的要求，以沈阳市市内五区的多个社区健身气功习练点的 45～70 岁的中老年女性习练者为研究对象，在对其进行为期 6 个月的健康教育和健身气功习练干预后，监测体质相关指标的变化，探讨健身气功促进中老年女性体质的效果及相关机制，揭示中老年女性体质状况与习练健身气功的关系，为健身气功在全民健身中的科学化发展和推广提供依据，并为

---

① 冯飞. 全民健身计划目标系统的建立与变化趋势研究 [D]. 北京：北京体育大学，2012.

② 冯飞. 全民健身计划目标系统的建立与变化趋势研究 [D]. 北京：北京体育大学，2012.

③ 张守升. 浅析健身气功防病治病机理与作用 [J]. 搏击·武术科学（学术版），2005（7）：58-60+64.

④ 王琪. 健身气功对绝经后女性静态平衡能力的研究 [D]. 沈阳：沈阳体育学院，2014.

今后制定健身气功运动处方和编制健身气功健身锻炼效果的诊断、测评与运动指导系统提供参考。

3.1.3 国内外研究现状

3.1.3.1 体质与国民体质监测方面的研究

目前，体质作为衡量健康的重要内容，已经受到国内外学者的广泛关注。许多国家都把关注和重视体质研究作为解决国民健康问题的一个有效手段。从 19 世纪末开始，美、日等国就以学生体质测试率为突破口，率先进行了大量的研究。经过学者和专家们百年来的努力，各国的体质研究均呈现出各自的特点和相同的发展趋势，从体质的概念、体质评价的内容、体质测试指标的变更、学校体育的改革等到应用体质指标来监测各年龄段人群全民健身计划的实施[1]，进而为科学健身提供支撑。在我国国内，改革开放后，《全民健身计划纲要》和《中华人民共和国体育法》的颁布和实施，不仅对国民参加体育锻炼、增强体质提出了具体要求，而且强调指出，要在全国"进行体质监测""实施体质测定制度，制定体质测定标准，定期公布全民体质状况"。因此，体质监测就成为衡量全民健身成果和体育事业发展成就的重要标准，也是满足社会发展需要，科学指导健身，使国民树立正确健身观的有效手段；同时也是政府运用科学方法，将国民体质作为国家资源和财富进行管理的重要措施[2]。

2000 年，国家体育总局、教育部、科学技术部、国家民族事务委员会、民政部、财政部、农业部、卫生部（现国家卫生健康委员会）、国家统计局、中华全国总工会等 10 个部门联合对 3 ~ 69 岁的国民进行了首次全国性体质监测，获取了 20 世纪末我国国民体质状况的重要基础资料。此后，国家体育总局组织专家利用这些翔实的数据，在《中国成年人体质测定标准》的基础上，制定了《国民体质测定标准》[3]。2010 年，国家体育总局会同 10 个有关部门在全国 31 个省（区、市）又进行了第三次国民体质监测工作[4]。之后又陆续进行了多次国民体质监测工作，使国民体质监测成为常态化。国民体质监测对所测的各年龄组数据进行了分析，并对各项指标进行了国内外及测量城市间、城市与农村间的对比分析，描述了各地及全国居民的体质状况，指出各年龄组人群均存在体育锻炼不足的问题，从而满足了社会发展需要，成为科学指导健身，使国民树立正确健身观的有效手段。

3.1.3.2 健身气功促进中老年体质健康等方面的研究成果

健身气功是以自身形体活动、呼吸吐纳、心理调节相结合为主要运动形式的民族传统体育项目，是中华悠久文化的组成部分[5]。随着健身气功在中老年人群中的普及，健身气功的防病健身作用已引起国内运动医学界的关注，学者们就其对中老年人健康的影响展开了一系列研究，并取得了一定的成果。

① 刘杰 . 男性大学生身体形态和机能指标的研究 [D]. 长春：吉林大学，2006.
② 游世杰 .《中国体育报》社会体育报道研究 [D]. 苏州：苏州大学，2008.
③ 赵明明 . 市辖区在职人员体质及体适能状态对糖尿病、动脉硬化及骨质疏松风险的预警价值研究 [D]. 广州：南方医科大学，2021.
④ 郭舞 . 吉林省成年人体质现状调查与分析 [D]. 长春：东北师范大学，2012.
⑤ 王桢 . 健身气功调心的生物学心理学诠释 [D]. 北京：北京体育大学，2017.

孙革等人的研究显示，健身气功练习组五项智能指标显著改变，这可能与健身气功的练习过程中注重中枢神经系统意念活动的调节有关[①]。虞定海等人研究发现，经过2个月健身气功锻炼后，习练者的跟骨骨密度有升高的趋势[②]。井夫杰等人对易筋经锻炼对原发性骨质疏松症骨密度的影响进行了研究，结果表明易筋经锻炼组治疗后腰、背、四肢疼痛均有显著改善，腰椎、股骨颈骨密度与传统运动组相比，有显著性差异[③]。

通过总结健身气功运动的健身作用方面的研究可知，因健身气功各类功法具有快慢相间与刚柔并济的整体阴阳和谐特点，及整个运动的变化不定，健身气功运动可迫使锻炼者腰部肌群对腰椎产生强烈而不定向的作用力，使骨骼应力产生方位改变，从而骨量增加[④]；肌肉收缩对骨骼产生牵拉，并加强了体内的新陈代谢，改善机体的血液流动和供给，从而有效地提高练习者的肌力。另外，有关健身气功·五禽戏和健身气功·易筋经锻炼的研究表明，健身气功可使人从思想上得以安逸，从形体器官上得以锻炼，元气得生，精气得保，身体强健[⑤]，在一定程度上可改善中老年锻炼组对象体重、体脂率、反应时、平衡能力等体质的各项指标[⑥⑦]。

3.1.4 研究对象与方法

3.1.4.1 研究对象

本研究从沈阳市市区6个健身气功习练点（分别是沈阳市和平区阳春园健身气功习练点、沈河区八一公园辅导站、和平区西塔辅导站、铁西区克俭公园辅导站、铁西区劳动公园辅导站、苏家屯区奥园辅导站）选取115名45～70岁身体健康、可进行适宜运动但以前无系统体育锻炼史的中老年女性为研究对象。研究对象健康状况：均为绝经后女性（未绝经女性人数过少，故剔除，可在今后有条件的情况下继续研究），适合进行适宜运动；近半年无深感觉障碍、前庭、小脑病变、眩晕、梅尼埃病以及心理障碍等情况，或虽有但已得到良好的控制（无后遗症）；无长期服用影响骨代谢的药品和患有影响骨代谢的疾病；无血脂异常和服用降血脂药物[⑧]。（说明：在本研究实施过程中，我们发现中老年男性人群习练人数有上升趋势，今后有必要加强健身气功在中老年男性人群中的推广和研究，以便更好地完善健身气功的理论研究和实践工作）。将研究对象分为对照组（control group，CG）和健身气功组（health qigong group，HG），所有研究对象均签署《自愿参与

① 孙革，潮芳，王安利.新编健身气功八段锦对男性老年人血脂及生理机能影响[J].中国体育科技，2007（2）：81-84.
② 虞定海，陈文鹤，张素珍，等.五禽戏新功法的编创及实验效果[J].上海体育学院学报，2003（5）：55-58.
③ 井夫杰，张静.易筋经锻炼对原发性骨质疏松症患者骨密度的影响[J].中国体育科技，2008（2）：88-90.
④ 景涛，吕宏斌，陈恒艳等.太极拳运动和腰背部抗阻训练治疗原发性骨质疏松症[J].中国康复，2007（6）：435-436.
⑤ 王梦东，茹晶晶.谈五禽戏与太极拳对中老年人健康影响研究现状[J].搏击（武术科学），2013，10（1）：90-92.
⑥ 吕双菁.健身气功·大舞锻炼对女子中老年人体质、体成分以及平衡能力的影响[D].西安：西安体育学院，2017.
⑦ 陈秀英，李为民.六个月"健身气功五禽戏"锻炼对中老年人注意力集中能力的影响[J].北京体育大学学报.2006（10）：1362-1363.
⑧ 王琪.健身气功对绝经后女性静态平衡能力的研究[D].沈阳：沈阳体育学院，2014.

研究知情协议书》。对照组无人员中途退出，健身气功组有 10 人中途退出试验 [①]。研究对象基本情况见表 3-1。

表 3-1 试验对象基本情况表 ($\overline{X} \pm SD$)

组别	人数（人）	年龄（岁）	身高（cm）	体重（kg）	绝经年限（年）
对照组	60	58.2 ± 5.20	158.5 ± 5.02	63.4 ± 7.33	10.1 ± 5.05
健身气功组	55	59.9 ± 5.53	159.1 ± 3.39	63.1 ± 6.81	9.5 ± 4.38

由表 3-1 可见，两组间各项指标均无显著性差异（P > 0.05）。

3.1.4.2 研究方法
3.1.4.2.1 运动方案

健身气功组：本研究中健身气功组运动干预选取的运动功法为 2004 年国家体育局在全国推广的首批新编健身气功功法：易筋经、五禽戏、八段锦和六字诀。

运动干预前，对研究对象进行健身气功各功法培训，保证熟练掌握后正式开始。每天清晨 7 点，在经培训后的健身气功指导员带领下依次进行练习，练习过程分为：准备阶段（3min）—易筋经（13min）—五禽戏（13min）—八段锦（12min）—六字诀（15min）—结束后恢复阶段（3min），共持续 59min。运动量的控制遵循身体适应原则，运动强度以每分钟心率变化为依据，基本控制在每分钟 80～130 次。运动持续进行 6 个月（2014 年 12 月—2015 年 5 月），保证平均每周 5 次以上，每次 50min 左右，有效运动时间 > 30min。

为准确了解健身气功运动强度，本研究运动强度采用本课题组的先期研究中所制订的测试方案。这个方案经过两名研究生在进行硕士论文试验研究中使用，已非常成熟，习练者无不适，反应良好。具体运动方案如下：

在测试正式开始的中后期，选取天气晴朗、清晨气温在 18℃ 左右、运动状态稳定的 3 天，由专业人员使用德国 Suunto Team Pod 团队心率包对健身气功组锻炼者进行运动各阶段心率监测。前两次每天选取 6 人，最后一次选取 5 人，在运动开始前安静 5min，测量安静心率。首先，连续测 3 个 10 秒的腕关节桡动脉脉搏，当 3 个测量值相同或其中有 2 次相同，并与另一次相差不超过 1 次时，认为处于安静状态。然后，正式测量 30s 的脉搏数，并换算成 1min 脉搏次数，做好记录。否则，令其适当休息后，继续测量，直至符合要求。安静心率测试完成后佩戴好心率表，待信号接收稳定后，统一开始健身气功运动，随运动过程记录全程心率变化情况。选取安静心率，以及第 3min（准备阶段）、57min（运动结束后第 1min）、58min（运动结束后第 2min）、59min（运动结束后第 3min）的即刻心率和运动中最大心率、最小心率，计算运动中平均心率并进行统计分析，以评价健身气功四套功法联合练习时的运动强度 [②]。对照组维持原来的正常日常活动，不进行任何系统体育锻炼 [③]。

① 王琪. 健身气功对绝经后女性静态平衡能力的研究 [D]. 沈阳：沈阳体育学院，2014.
② 王琪. 健身气功对绝经后女性静态平衡能力的研究 [D]. 沈阳：沈阳体育学院，2014.
③ 王琪. 健身气功对绝经后女性静态平衡能力的研究 [D]. 沈阳：沈阳体育学院，2014.

3.1.4.2.2 主要指标及测试方法

以下样本采集、指标检测和测量均在沈阳体育学院冬季运动项目技术诊断与机能评定试验室进行。

（1）血样采集、处理

控制受试对象在测试前素食 3 日（尤其控制摄入富含胶原蛋白的食物，如肉皮、鱼肉、蹄类等）的前提下，两组于开始系统训练的前一日清晨，保持安静、空腹、无菌状态，采集肘正中静脉血约 3mL，室温下静置 30min，离心 15min，离心速度为 3000r/min，分离提取血清，放入 4℃冰箱待测，并在早餐后行体质指标的测量；两组在 6 个月系统健身气功训练结束后的次日清晨，同样要求下再次采样[①]和测量。

对照组维持原来的正常日常活动，不进行任何系统锻炼。

（2）体质和血脂指标的测定

采用健民牌 GMCS–IV 成人体质测试 IC 卡测试系统对研究对象体质相关指标，包括身高、体重、肺活量、握力、纵跳、坐位体前屈、选择反应时、闭眼单脚站立、台级试验（60 岁以上免测）进行测量。采用身体成分分析仪（韩国产）测量身体成分；使用仪器为 6010 型可见 – 紫外分光光度计（安捷伦上海分析公司生产）测试一氧化氮（NO）和一氧化氮合酶（NOS），试剂盒均购于南京建成生物工程研究所；采用美国 MD–100 多功能半自动生化分析仪（三和医疗设备有限公司组装生产）测定血脂（包括 TC、TG、HDL、LDL）[②]。

3.1.4.3 数据处理

使用统计软件 SPSS16.0 FOR WINDOWS 对数据进行统计学分析。数据符合正态分布，组内数据自身前后进行比较采用配对 t 检验（Paired-Samples T Test）。组间比较，方差齐，采用独立样本 t 检验（Independent-Samples T Test）；方差不齐，采用秩和检验（Mann-Whitney U），结果以均数 ± 标准差（$\overline{X} \pm SD$）表示，显著性水平为 $P < 0.05$。

3.1.5 研究结果

3.1.5.1 健身气功运动过程中心率变化情况

在研究计划结束前一个月，对健身气功组 50～60 岁的动作标准、熟练、坚持锻炼者共 11 人进行 4 套健身气功功法运动各阶段心率进行监测。结果如下：

表 3–2 运动过程中心率变化情况（$\overline{X} \pm SD$）

指标	心率（次 /min）
静息心率	66.1 ± 2.7
准备活动时平均心率（第 1～3min）	81.1 ± 5.3
习练中平均心率（第 3～56min）	110.2 ± 3.8

---

① 栾音笛. 健身气功对绝经后女性骨代谢相关指标及血清 NO、NOS 的影响 [D]. 沈阳：沈阳体育学院，2012.

② 王琪. 健身气功对绝经后女性静态平衡能力的研究 [D]. 沈阳：沈阳体育学院，2014.

续表

指标	心率（次/min）
习练结束 1min 末（第 57min）	84.1 ± 3.7
习练结束 2min 末（第 58min）	80.4 ± 6.2
习练结束 3min 末（第 59min）	68.6 ± 3.7
习练中最大心率	135.1 ± 3.2
习练中最小心率	82.3 ± 5.2

由表 3-2 可见，习练者静息心率为 66.1 ± 2.7 次/min，准备阶段心率为 81.1 ± 5.3 次/min，四套功法联合运动过程中平均心率为 110.2 ± 3.8 次/min，在运动结束后 3min 内，练功组心率基本恢复至运动前水平，但仍高于安静时心率。运动中最大心率为 135.1 ± 3.2 次/min，出现在第 29～41min 健身气功·八段锦的练习过程中。运动中最小心率为 82.3 ± 5.2 次/min。

3.1.5.2 健身气功习练前后研究对象体质指标的变化

原科研计划拟定对习练健身气功影响 40～49 岁和绝经后各年龄段（45～54 岁、55～65 岁、65 岁以上）中老年女性人群体质的情况进行研究，但在实施过程中发现，40～45 岁参与健身气功习练的人数很少（只有 1 人），因此本研究仅对绝经后各年龄段（45～54 岁、55～65 岁、65 岁以上）中老年女性人群的体质情况进行研究。

表 3-3 健身气功习练前后研究对象体质指标变化情况（$\overline{X} \pm SD$）

指标	对照组（60 人）		健身气功组（55 人）	
	试验前	试验后	试验前	试验后
体重	60.88 ± 5.98	60.92 ± 6.34	62.17 ± 5.68	57.43 ± 6.10 ▲▲ **
肺活量	1886.70 ± 573.53	1896.70 ± 408.15	1950.55 ± 578.77	2419.69 ± 537.39 ▲▲ **
坐位体前屈	14.12 ± 9.16	14.39 ± 6.05	13.77 ± 8.10	17.97 ± 9.93 ▲ **
闭眼单脚站立	19.44 ± 15.87	20.01 ± 10.65	20.21 ± 11.20	34.55 ± 26.64 ▲▲ **
反应时	0.6265 ± 0.109	0.6269 ± 0.112	0.6222 ± 0.110	0.5696 ± 0.122 ▲ *
握力	24.62 ± 4.97	24.40 ± 4.78	25.23 ± 4.37	25.79 ± 3.82

注：▲与对照组相比，有差异显著，（▲为 P < 0.05，▲▲为 P < 0.01）；* 与习练前相比，差异显著，（* 为 P < 0.05，** 为 P < 0.01）。

由表 3-3 可见，习练前两组研究对象体质指标均无显著差异（P > 0.05）。6 个月的健身气功习练后，与对照组相比，健身气功组体重、肺活量、闭眼单脚站立时间均有显著降低（P < 0.01），坐位体前屈和反应时间明显变化（P < 0.05）；与习练前相比，健身气功组体重、肺活量、闭眼单脚站立时间和坐位体前屈水平显著改善（P < 0.01），反应时间明显缩短（P < 0.05）。

表 3-4　健身气功习练前不同年龄段两组研究对象体质指标的对比（$\overline{X} \pm SD$）

指标	对照组			健身气功组		
	40~54 岁（13 人）	55~64 岁（35 人）	65 岁及以上（12 人）	40~54 岁（16 人）	55~64 岁（31 人）	65 岁及以上（8 人）
体重	61.90 ± 4.16	60.88 ± 6.63	59.39 ± 5.26	64.30 ± 6.92	61.65 ± 4.93	59.91 ± 4.91
肺活量	2139.50 ± 475.87	1879.55 ± 624.41	1559.29 ± 188.00	2117.50 ± 608.55	1962.10 ± 570.41	1571.88 ± 409.73
坐位体前屈	15.98 ± 5.36	15.07 ± 10.29	7.02 ± 2.78	13.48 ± 10.29	15.91 ± 6.59	6.01 ± 1.98
闭眼单脚站立	28.60 ± 17.90	19.20 ± 15.40	7.46 ± 2.03	26.63 ± 12.16	20.03 ± 9.41	8.04 ± 2.62
反应时	0.616 ± 0.13	0.626 ± 0.12	0.645 ± 0.06	0.623 ± 0.09	0.611 ± 0.10	0.664 ± 0.18
握力	27.00 ± 4.95	24.92 ± 4.51	19.86 ± 1.68	25.51 ± 4.66	26.10 ± 3.82	21.25 ± 1.44

由表 3-4 可见，健身气功习练前不同年龄段两组研究对象的体质相关指标均无显著差异（$P > 0.05$）。

表 3-5　健身气功习练后不同年龄段两组研究对象体质指标的对比（$\overline{X} \pm SD$）

指标	对照组			健身气功组		
	45~54 岁（13 人）	55~64 岁（35 人）	65 岁及以上（12 人）	40~54 岁（16 人）	55~64 岁（31 人）	65 岁及以上（8 人）
体重	62.82 ± 5.08	60.83 ± 6.62	58.63 ± 6.62	57.16 ± 7.39▲**	57.53 ± 5.84▲**	57.58 ± 4.82*
肺活量	2076.50 ± 420.25	1893.64 ± 405.73	1654.29 ± 308.38	2605.94 ± 457.60▲▲*	2409.19 ± 568.70▲▲**	2087.88 ± 432.89▲
坐位体前屈	15.98 ± 5.36	14.69 ± 5.96	9.00 ± 3.06	17.24 ± 4.60	19.49 ± 12.07▲	13.50 ± 7.46
闭眼单脚站立	26.70 ± 10.03	20.18 ± 9.78	9.60 ± 7.92	45.44 ± 26.35▲**	35.00 ± 26.79▲▲**	11.03 ± 3.01*
反应时	0.600 ± 0.07	0.622 ± 0.12	0.687 ± 70.11	0.573 ± 0.12	0.570 ± 0.13	0.559 ± 0.12▲
握力	24.94 ± 6.83	24.66 ± 4.47	22.43 ± 2.23	27.91 ± 3.35	25.74 ± 3.56	21.75 ± 2.25

注：▲与对照组相比，有差异显著，（▲为 $P < 0.05$，▲▲为 $P < 0.01$）；*与习练前相比，差异显著，（*为 $P < 0.05$，**为 $P < 0.01$）。

对比表 3-5 和表 3-4 可见，6 个月的健身气功习练后，与对照组相比，健身气功组 45~54 岁年龄段肺活量（$P < 0.01$）、体重和闭眼单脚站立时间明显改善（$P < 0.05$）；在 55~64 岁年龄段中，研究对象的体重明显下降（$P < 0.05$），坐位体前屈数值（$P < 0.05$）、肺活量水平和闭眼单脚站立时间均显著改善（$P < 0.01$）；65 岁及以上年龄段肺活量和反应时间明显改善（$P < 0.05$）。与习练前相比，健身气功组 45~54 岁年龄段肺活量

（P＜0.05）、体重和闭眼单脚站立时间明显改善（P＜0.01）；55～64岁年龄段习练人群的体重显著下降（P＜0.01），肺活量和闭眼单脚站立时间显著改善（P＜0.01），坐位体前屈数值有所增大；65岁及以上年龄段人群肺活量水平和反应时明显得到提升，而闭眼单脚站立时间明显延长（P＜0.05）。同时，对照组体质相关指标均无显著变化（P＞0.05）。

3.1.5.3　健身气功习练前后研究对象体成分指标的变化

健身气功习练前后，研究对象体成分指标的变化情况如下：

表3-6　健身气功习练前后研究对象体成分指标变化情况（$\overline{X} \pm SD$）

指标	对照组（60人）		健身气功（55人）	
	试验前	试验后	试验前	试验后
BMI指数	24.78 ± 2.14	27.74 ± 2.22	24.90 ± 1.87	23.08 ± 2.11 ▲▲ **
体脂肪率	30.45 ± 3.33	30.13 ± 3.20	30.78 ± 2.70	27.26 ± 3.54 ▲▲ **
肌肉量	38.65 ± 2.63	38.81 ± 2.88	39.48 ± 2.59	38.78 ± 2.96
腰臀比	0.83 ± 0.03	0.82 ± 0.03	0.83 ± 0.02	0.80 ± 0.04 ▲▲ **
内脏脂肪质量	2.15 ± 0.66	2.09 ± 0.62	2.21 ± 0.53	1.66 ± 0.52 ▲▲ **
皮下脂肪质量	16.51 ± 3.03	16.35 ± 3.001	17.03 ± 2.60	14.27 ± 2.91 ▲▲ **

注：▲与对照组相比，有差异显著，（▲为 P＜0.05，▲▲为 P＜0.01）；* 与习练前相比，差异显著，（* 为 P＜0.05，** 为 P＜0.01）。

由表3-6可见，习练前两组研究对象体成分指标均无显著差异（P＞0.05）。6个月健身气功习练后，与对照组相比，健身气功组BMI指数、体脂肪率、腰臀比、内脏脂肪质量、皮下脂肪质量值都明显降低（P＜0.01）；与习练前相比，除肌肉量外，健身气功组体成分各指标均有明显下降（P＜0.01）。

表3-7　健身气功习练前不同年龄段两组研究对象体成分指标的对比（$\overline{X} \pm SD$）

指标	对照组			健身气功组		
	40～54岁（13人）	55～64岁（35人）	65岁及以上（12人）	40～54岁（16人）	55～64岁（31人）	65岁及以上（8人）
BMI指数	24.69 ± 1.37	24.95 ± 2.35	24.40 ± 2.12	25.24 ± 2.11	24.71 ± 1.87	24.70 ± 1.52
体脂肪率	30.17 ± 1.66	30.85 ± 3.47	30.41 ± 4.37	31.18 ± 2.18	30.30 ± 3.00	30.58 ± 2.95
肌肉量	39.66 ± 2.32	38.46 ± 2.82	37.79 ± 2.22	40.47 ± 3.05	39.42 ± 2.25	38.06 ± 1.96
腰臀比	0.826 ± 0.021	0.832 ± 0.036	0.831 ± 0.044	0.829 ± 0.019	0.828 ± 0.027	0.833 ± 0.025
内脏脂肪质量	2.06 ± 0.31	2.23 ± 0.73	2.11 ± 0.62	2.34 ± 0.60	2.12 ± 0.50	2.13 ± 0.56
皮下脂肪质量	16.65 ± 1.70	16.73 ± 3.29	16.10 ± 3.14	17.84 ± 3.00	16.61 ± 2.48	16.30 ± 2.61

由表 3-7 可见，健身气功习练前不同年龄段两组研究对象的体成分相关指标均无显著差异（P > 0.05）。

表 3-8　健身气功习练后不同年龄段两组研究对象体成分指标的对比（$\overline{X} \pm SD$）

指标	对照组			健身气功组		
	45~54 岁（13 人）	55~64 岁（35 人）	65 岁及以上（12 人）	40~54 岁（16 人）	55~64 岁（31 人）	65 岁及以上（8 人）
BMI 指数	24.65 ± 1.80	24.90 ± 2.26	24.10 ± 2.70	22.78 ± 2.21 ▲ **	23.07 ± 2.21 ▲▲ **	23.73 ± 1.45 *
体脂肪率	30.27 ± 2.20	30.28 ± 3.30	29.23 ± 4.11	26.83 ± 2.73 ▲▲ **	27.31 ± 4.26 ▲▲ **	27.91 ± 1.12 *
肌肉量	39.53 ± 2.66	38.78 ± 3.05	37.94 ± 2.44	40.08 ± 3.66	38.26 ± 2.40 **	38.20 ± 2.92
腰臀比	0.825 ± 0.023	0.824 ± 0.033	0.823 ± 0.034	0.789 ± 0.037 ▲ **	0.801 ± 0.045 ** ▲	0.814 ± 0.019 ▲▲
内脏脂肪质量	2.11 ± 0.42	2.12 ± 0.67	1.93 ± 0.67	1.61 ± 0.52 ▲ **	1.68 ± 0.57 ▲▲ **	1.68 ± 0.24 *
皮下脂肪质量	16.67 ± 2.16	16.46 ± 3.15	15.40 ± 3.56	14.15 ± 3.02 ▲ **	14.29 ± 3.17 ▲▲ **	14.43 ± 1.64 *

注：▲与对照组相比，有差异显著，；(▲为 P < 0.05，▲▲为 P < 0.01)；*与习练前相比，差异显著，(*为 P < 0.05，**为 P < 0.01)。

对比表 3-8 和表 3-7 可见，6 个月的健身气功习练后，与对照组相比，健身气功组 45~54 岁年龄段体脂率（P < 0.01）及 BMI 指数、腰臀比、内脏脂肪质量和皮下脂肪质量明显降低（P < 0.05）；在 55~64 岁年龄段中，研究对象的腰臀比下降（P < 0.05），体脂率、BMI 指数、内脏脂肪质量和皮下脂肪质量均显著改善（P < 0.01）；65 岁及以上年龄段腰臀比明显改善（P < 0.01）。与习练前相比，健身气功组 45~54 岁年龄段 BMI 指数、体脂率明显下降（P < 0.01），腰臀比显著改善（P < 0.01），内脏脂肪质量和皮下脂肪质量明显减少（P < 0.01）；55~64 岁年龄段习练人群各指标均显著改善（P < 0.01）；65 岁及以上年龄段人群 BMI 指数、体脂率明显下降（P < 0.05），而内脏脂肪质量和皮下脂肪质量明显减少（P < 0.05）。同时，对照组身体成分相关指标均无显著变化（P > 0.05）。

3.1.5.4　健身气功习练前后研究对象血脂指标的变化情况

因试验经费等原因，只选取部分研究对象（其中对照组 31 人、健身气功组 32 人）进行血脂指标的检测。具体结果见表 3-9 至 3-11。

表 3-9　健身气功习练前后研究对象血脂指标变化情况（$\overline{X} \pm SD$）

指标	对照组（31 人）		健身气功组（32 人）	
	试验前	试验后	试验前	试验后
总胆固醇（TC）	5.01 ± 0.21	5.23 ± 0.43	5.03 ± 0.89	4.05 ± 0.95 ** ▲▲
甘油三酯（TG）	1.24 ± 0.32	1.27 ± 0.30	1.22 ± 0.38	0.93 ± 0.27 ** ▲▲

指标	对照组（31 人）		健身气功组（32 人）	
	试验前	试验后	试验前	试验后
高密度脂蛋白（HDL-C）	1.16 ± 0.25	1.18 ± 0.23	1.07 ± 0.31	1.31 ± 0.28 *▲▲
低密度脂蛋白（LDL-C）	2.82 ± 0.46	2.78 ± 0.46	3.00 ± 0.67	2.24 ± 0.48 **▲▲

注：▲与对照组相比，差异显著（*为 $P < 0.05$，**为 $P < 0.01$）；*与习练前相比，差异显著（▲为 $P < 0.05$）（▲▲为 $P < 0.01$）。

由表 3-9 可见，健身气功习练前两组研究对象的血脂均无显著差异（$P > 0.05$）。6 个月的健身气功习练后，与对照组相比，健身气功组 TC、TG、LDL-C 指标值都明显降低（$P < 0.01$），HDL-C 明显上升（$P < 0.05$）；与习练前相比，健身气功组 TC、TG、HDL-C 和 LDL-C 均有明显变化，有显著性差异（$P < 0.01$）。

表 3-10　健身气功习练前不同年龄段两组研究对象血脂指标的对比（$\overline{X} \pm SD$）

指标	对照组			健身气功组		
	40~54 岁（10 人）	55~64 岁（14 人）	65 岁及以上（7 人）	40~54 岁（11 人）	55~64 岁（13 人）	65 岁及以上（8 人）
总胆固醇（TC）	4.77 ± 0.82	5.40 ± 0.46	5.02 ± 0.83	5.35 ± 0.99	4.96 ± 0.94	4.69 ± 0.57
甘油三酯（TG）	1.43 ± 0.40	1.17 ± 0.23	1.14 ± 0.27	1.32 ± 0.44	1.21 ± 0.34	1.05 ± 0.31
高密度脂蛋白（HDL-C）	1.12 ± 0.32	1.14 ± 0.23	1.28 ± 0.19	0.98 ± 0.36	1.07 ± 0.26	1.15 ± 0.36
低密度脂蛋白（LDL-C）	3.01 ± 0.53	2.87 ± 0.38	2.53 ± 0.39	2.84 ± 0.92	2.96 ± 0.53	3.28 ± 0.38

由表 3-10 可见，健身气功习练前不同年龄段两组研究对象的血脂指标均无显著差异（$P > 0.05$）。结果表明，在各个年龄段（40~54 岁、55~64 岁和 65 岁及以上），两组研究对象的四项血脂指标均处于同一水平，即从统计学角度可进行下一步的研究工作。

表 3-11　健身气功习练后不同年龄段两组研究对象血脂指标的对比（$\overline{X} \pm SD$）

指标	对照组			健身气功组		
	40~54 岁（10 人）	55~64 岁（14 人）	65 岁及以上（7 人）	40~54 岁（11 人）	55~64 岁（13 人）	65 岁及以上（8 人）
总胆固醇（TC）	5.26 ± 0.56	5.23 ± 0.37	5.19 ± 0.40	4.41 ± 1.11 ▲*	3.92 ± 0.95 ▲▲**	3.79 ± 0.59 ▲▲**
甘油三酯（TG）	1.37 ± 0.30	1.24 ± 0.28	1.19 ± 0.33	0.94 ± 0.27 ▲▲*	0.91 ± 0.30 ▲▲*	0.95 ± 0.25

续表

指标	对照组			健身气功组		
	40~54岁 （10人）	55~64岁 （14人）	65岁及以上 （7人）	40~54岁 （11人）	55~64岁 （13人）	65岁及以上 （8人）
高密度脂蛋白（HDL-C）	1.15±0.14	1.24±0.26	1.09±0.24	1.37±0.31*	1.30±0.29*	1.26±0.22
低密度脂蛋白（LDL-C）	2.64±0.42	2.92±0.47	2.72±0.49	2.21±0.46▲	2.26±0.41▲▲**	2.27±0.66**

注：▲与对照组相比，差异显著（▲为 $P < 0.05$，▲▲为 $P < 0.01$）；*与习练前相比，差异显著（*为 $P < 0.05$，**为 $P < 0.01$）。

由表3-11与表3-10对比可见，6个月的健身气功习练后，与对照组相比，健身气功组45~54岁年龄段血脂TC和LDL-C下降（$P < 0.05$），HDL-C明显降低（$P < 0.01$）；在55~64岁年龄段中，健身气功组TC和LDL-C明显下降（$P < 0.01$）；65岁及以上年龄段TC和LDL-C值明显下降（$P < 0.01$）。与习练前相比，健身气功组45~54岁年龄段TC、TG、HDL-C指标值有明显变化（$P < 0.05$），LDL-C指标有下降趋势（P=0.055）；55~64岁年龄段习练人群TC和LDL-C下降显著（$P < 0.01$），TG和HDL-C均有改善（$P < 0.05$）；65岁及以上年龄段人群TC明显下降（$P < 0.01$），TG和LDL-C有下降趋势，HDL-C有升高趋势（$P > 0.05$）。同时，对照组身体成分相关指标均无显著变化（$P > 0.05$）。

3.1.5.5 健身气功习练前后研究对象血清NO、NOS变化情况

由于试验经费等原因，只选取部分研究对象进行血清NO、NOS水平的检测。健身气功习练前后研究对象血清NO、NOS变化情况见表3-12至3-14。

表3-12 健身气功习练前后研究对象血清NO、NOS变化情况（$\overline{X}±SD$）

指标	对照组（31人）		健身气功组（32人）	
	试验前	试验后	试验前	试验后
血清NO（umol/L）	182.51±39.54	165.25±42.24	188.03±89.86	147.01±27.66▲*
血清NOS（U/mL）	19.16±3.70	21.68±3.70	20.08±1.93	18.56±1.73▲*

注：▲与对照组相比，差异显著（▲为 $P < 0.05$，▲▲为 $P < 0.01$）；*与习练前相比，差异显著（*为 $P < 0.05$，**为 $P < 0.01$）。

如表3-12所示，健身气功习练前两组研究对象的血清NO、NOS均无显著差异（$P > 0.05$）。6个月健身气功干预后，与对照组相比，健身气功组血清NO、NOS含量均下降（$P < 0.05$）；与习练前相比，对照组血清NO、NOS无显著变化（$P > 0.05$），而健身气功组血清NO、NOS含量显著低于运动前（$P < 0.05$）。

表 3-13　健身气功习练前不同年龄段两组研究对象血脂指标的对比（$\overline{X} \pm SD$）

指标	对照组			健身气功组		
	40～54 岁 （10 人）	55～64 岁 （14 人）	65 岁及以上 （7 人）	40～54 岁 （11 人）	55～64 岁 （13 人）	65 岁及以上 （8 人）
血清 NO （umol/L）	183.08 ± 32.91	195.38 ± 16.53	157.73 ± 54.44	222.10 ± 118.70	166.98 ± 58.54	175.38 ± 83.23
血清 NOS （U/mL）	19.86 ± 1.86	19.55 ± 2.19	17.71 ± 5.11	19.98 ± 2.13	19.88 ± 1.82	20.55 ± 1.99

由表 3-13 可见，健身气功习练前不同年龄段两组研究对象的血脂指标均无显著差异（P ＞ 0.05）。

表 3-14　健身气功习练后不同年龄段两组研究对象血脂指标的对比（$\overline{X} \pm SD$）

指标	对照组			健身气功组		
	40～54 岁 （10 人）	55～64 岁 （14 人）	65 岁及以上 （7 人）	40～54 岁 （11 人）	55～64 岁 （13 人）	65 岁及以上 （8 人）
血清 NO （umol/L）	166.50 ± 42.56	162.25 ± 40.72	169.45 ± 50.66	148.01 ± 25.29[*]	138.07 ± [▲]19.18	160.17 ± 38.58
血清 NOS （U/mL）	20.70 ± 3.17	22.00 ± 4.01	22.43 ± 4.00	19.30 ± 2.69	19.19 ± 1.74[▲]	15.02 ± 5.42[▲*]

注：▲与对照组相比，差异显著（▲为 P ＜ 0.05，▲▲为 P ＜ 0.01）；*与习练前相比，差异显著（*为 P ＜ 0.05，**为 P ＜ 0.01）。

由表 3-14 与表 3-13 对比可见，6 个月的健身气功习练后，与对照组相比，健身气功组 45～54 岁年龄段血清 NO 含量呈下降趋势（P=0.056）；在 55～64 岁年龄段中，健身气功组血清 NO、NOS 含量明显下降（P ＜ 0.05）；65 岁及以上年龄段血清 NOS 含量值明显下降（P ＜ 0.05）。与习练前相比，健身气功组 45～54 岁年龄段 NO 含量有明显下降（P ＜ 0.05）；55～64 岁年龄段习练人群血清 NO 含量呈一定的下降趋势；65 岁及以上年龄段人群血清 NOS 含量值明显下降（P ＜ 0.05）。同时，对照组身体成分相关指标均无显著变化（P ＞ 0.05）。

3.1.6　讨论

3.1.6.1　健身气功运动过程中中老年女性心率变化情况

在运动强度监控中，因为简便和无创伤的特点，心率（HR）被很多学者和专家选择作为反映安静或运动时循环系统的机能状态的一个较为实用的运动生理学指标[①]。早在 70

---

① 李晓勇 . 对运动强度的表达种类及其关联的研究 [J]. 体育成人教育学刊 . 2010，26（1）. 38-41.

年前，就有学者通过人体和动物实验证明，心率与 VO2max 之间呈线性相关[①]。目前，HR 作为监控有氧运动强度的生理学指标已被广泛应用于国民健身和运动训练领域之中。而且，随着科技的发展和进步，检测心率的仪器已从只能检测安静时心率的普通秒表，发展为可遥测心率表来监测运动过程中的即刻心率，从而控制运动强度，进而确定某一项目的运动强度。

以太极拳、健身气功为代表的我国传统运动项目，因项目的动作和套路固定，故而在习练者动作要领到位的情况下，通过运动过程中的即时心率监控和锻炼者主观劳累量表等手段，可以方便地确定不同锻炼形式的运动强度，根据其时间确定各自的运动负荷量，用对照组之间相互比较和一定锻炼周期中练习组自身比较相结合的办法，考察相同运动负荷量的传统养生锻炼形式和常见现代健身练习方式的练习效果有何不同[②]，从而通过即刻心率变化来监控习练者的运动强度[③]。例如，有学者利用遥测心率表，对习练孙式太极拳传统套路的研究对象者进行即时心率监控，来分析其完成一套动作后的运动强度和运动规律，结果表明，孙式太极拳传统套路的运动强度和运动量，符合全民健身活动的标准，练习孙式太极拳能增强体质，培养意志品质，使人的身心同时得到提高[④]。

健身气功的各种功法自重新编制推广以来，由于其运动形式和要求与太极拳等相似，因此，一直被研究人员定义为中小强度有氧运动[⑤]。针对健身气功运动强度的验证，有学者使用小型便携式动态心电记录盒全程记录和分析习练健身气功五禽戏、八段锦过程中心率速率变化过程（反映有氧训练的程度），结果显示，只有 20min 内连续进行两套健身气功的习练，才能获得 10 分钟以上的有氧健身运动效果[⑥]，这提示对大部分中老年人来说，健身气功习练需要一定的持续时间（每次 30～40min 以上，至少习练 2～4 套）才能基本达到有氧锻炼的目的，这样运动强度并不会过高。

在本研究中，11 名习练者练习四套功法共计 60 分钟。在运动过程中，准备活动结束即刻心率持续升高直至八段锦结束，进行六字诀练习过程中心率才有所下降。运动过程中平均最大心率 135.1 ± 3.2 次 /min，最小心率为 82.3 ± 5.2 次 /min。在运动结束后 3min 内基本恢复至运动前水平[⑦]，上述结果与本人指导的学生所完成的相关研究结果一致。利用最大心率 220 – 年龄计算，该运动中心率占最大心率的比率为 57%～82%。目前认为，运动适宜强度心率，即靶心率 =（最大心率 – 安静心率）×60% + 安静心率。运动强度的取值范围一般为 50%～85%[⑧]。曲绵域等介绍老年人运动处方时也指出，中老年人运动最佳心率范围为 110～130 次 /min。由此可见，与本人以往研究一致，本研究中采取的健身气功四套

① 栾音笛 . 健身气功对绝经后女性骨代谢相关指标及血清 NO、NOS 的影响 [D]. 沈阳：沈阳体育学院，2012.

② 段子才 . 运动人体科学研究方法对中国传统养生方法健身机理的研究进展 [J]. 上海体育学院学报，2009,33（04）：79-80+84.

③ 李晓勇 . 对运动强度的表达种类及其关联的研究 [J]. 体育成人教育学刊 . 2010, 26 (1) . 38-41.

④ 周莉，周之华，马永涛 . 孙式太极拳传统套路运动强度与规律研究 [J]. 体育科学，2004 (10)：71-72.

⑤ 栾音笛 . 健身气功对绝经后女性骨代谢相关指标及血清 NO、NOS 的影响 [D]. 沈阳：沈阳体育学院，2012.

⑥ 沈仲元，竺英祺，余平，等 . 健身气功习练的动态过程生理研究 [J]. 搏击·体育论坛，2000, 1 (3)：1-2.

⑦ 栾音笛 . 健身气功对绝经后女性骨代谢相关指标及血清 NO、NOS 的影响 [D]. 沈阳：沈阳体育学院，2012.

⑧ 杨锡让，傅浩坚 . 运动生理学进展：质疑与思考 [M]. 北京：北京体育大学出版社，2002: 40.

功法联合运动处方的运动强度符合中老年人身体状况及锻炼要求，适合在中老年人群中推广[1]。

3.1.6.2 习练健身气功对中老年女性体质和体成分的影响

3.1.6.2.1 习练健身气功对中老年女性体质的影响

体育锻炼对健康和构成体质各要素水平具有一定的增益效果，同时体质各指标具体的增益效果与体育运动的具体内容也有着直接的关系。同时，因其动作的差异，不同的运动项目对运动者体质相关指标的作用也各有不同。

本研究选取了体重、肺活量、坐位体前屈、闭眼单脚站立、反应时和握力（台阶指数：因 60 岁以上未测试，故没有统计）等测试指标。研究结果表明，6 个月的健身气功习练后，与对照组相比，健身气功组体重、肺活量、闭眼单脚站立时间均有显著变化（$P < 0.01$），坐位体前屈和反应时明显变化（$P < 0.05$）；与习练前相比，健身气功组体重、肺活量、闭眼单脚站立时间和坐位体前屈水平显著改善（$P < 0.01$），反应时明显缩短（$P < 0.05$）。这与已有研究成果相印证[2]，证实了习练整套健身气功（四套功法）对中老人身体素质各方面是有促进作用的。

在本研究中，对比 6 个月的健身气功习练后，与对照组相比，健身气功组 45 ~ 54 岁年龄段肺活量（$P < 0.01$）、体重和闭眼单脚站立时间明显改善（$P < 0.05$）；在 55 ~ 64 岁年龄段中，研究对象的体重明显下降（$P < 0.05$），坐位体前屈数值（$P < 0.05$）、肺活量水平和闭眼单脚站立时间均显著改善（$P < 0.01$）；65 岁及以上年龄段肺活量和反应时明显改善（$P < 0.05$）。与习练前相比，健身气功组 45 ~ 54 岁年龄段肺活量（$P < 0.05$）、体重和闭眼单脚站立时间明显改善（$P < 0.01$）；55 ~ 64 岁年龄段习练人群的体重显著下降（$P < 0.01$），肺活量和闭眼单脚站立时间显著改善（$P < 0.01$），坐位体前屈数值有所增大；65 岁及以上年龄段人群肺活量水平和反应时明显得到提升，而闭眼单脚站立时间明显延长（$P < 0.05$）。同时，对照组体质相关指标均无显著变化（$P > 0.05$）。从上述结果可以看出，6 个月的健身气功习练后，在不同年龄段人群中肺活量、体重和闭眼单脚站立时间（或反应时）改善情况较明显。究其原因，我们不难发现这与健身气功功法特点有密切关系。在四套健身气功中，六字诀的"呬"字诀对应的是"肺"，通过口吐"呬"字和导引，展肩扩胸、藏头缩项的锻炼，使吸入的自然之清气布满胸腔，同时小腹内收，使丹田之气也上升到胸中，具有锻炼肺的呼吸功能，促进气血在肺内的充分融合与气体交换的作用[3]。而五禽戏这种长时间的有氧练习，使体内脂肪代谢供能比例增加，就避免了体内脂肪的堆积，降低了体重。其他功法动作中两掌的捧、翻、插、拨，肩、肘、腕、指各个关节柔和连续地屈伸旋转运动，锻炼了上肢关节的柔韧性，功能的协调性[4]，还有一些动作要求身体姿势蕴含前俯、后仰、侧屈、拧转等不同的运动方位，牵拉上、下肢各关节韧带和肌肉[5]，

---

① 栾音笛. 健身气功对绝经后女性骨代谢相关指标及血清 NO、NOS 的影响 [D]. 沈阳：沈阳体育学院，2012.

② 魏胜敏. 传统导引养生对中老年人的身体素质和机能的影响 [J]. 吉林体育学院学报，2011, 27 (3): 4-9.

③ 魏胜敏. 传统导引养生对中老年人的身体素质和机能的影响 [J]. 吉林体育学院学报，2011, 27 (3): 4-7+86.

④ 刘爱. "六字诀"呼吸训练法对老年气虚体质肺癌术后患者效果影响研究 [D]. 长沙：湖南中医药大学，2018.

⑤ 张汇敏. 健身气功干预老年人衰老性肌萎缩功效研究 [D]. 武汉：武汉体育学院，2020.

这有利于锻炼身体的柔韧性和平衡能力。

同时，在各年龄段人群中，我们发现，55～64 岁年龄段习练人群体质指标的变化尤为明显，这一方面表明 55～64 岁是女性一生中各项素质，包括体质各指标下降最快的阶段，从此之后女性将迅速走向衰老，另一方面显示如果中老年女性能够尽早，特别是在55～64 岁年龄段选择一项体育运动项目，开始坚持体育锻炼，例如习练健身气功，可以降低体重，提高肺功能，增强身体柔韧性，提高平衡能力，延缓衰老，而且此年龄段进行包括习练健身气功在内的体育锻炼对身体健康的促进作用将会更加显著。

3.1.6.2.2　习练健身气功对中老年女性体成分的影响

体成分可以反映人体的体质、健康及衰老的状况。中老年女性随着年龄的增长，受生理和心理多因素的影响，体内能量消耗减慢，身体机能开始衰老，身体形态也在发生变化，研究表明，女性从 30～70 岁体重将下降30%，而 45 岁后将明显增加[①]，从而发生一些危害性很大的疾病，如患心脏病、高血压、胃病、关节炎和糖尿病的概率大幅度提升。因此，对中老年女性来说，保持身体成分的合理比例就尤其重要。

在本研究中，6 个月健身气功习练后，健身气功组 BMI 指数、体脂肪率、腰臀比、内脏脂肪质量、皮下脂肪质量值都明显降低（$P < 0.01$）。在各年龄段中，健身气功组45～54 岁年龄段、55～64 岁年龄段人群体脂率（$P < 0.01$）及 BMI 指数、腰臀比、内脏脂肪质量和皮下脂肪质量均明显降低（$P < 0.05$），65 岁及以上年龄段人群体脂成分各项指标也有一定程度的改善。本研究采取的是健身气功四套功法联合的运动处方，前面心率研究的结果证实，其运动强度符合中老年女性人群的身体状况及锻炼要求，属于中、小强度有氧运动。在此运动强度下，进行的 1h 健身气功习练，可以使中老年女性体内脂肪代谢供能比例增加，从而避免了体内脂肪的堆积[②]，并且健身气功对身体成分的有效改善，也与其他人的研究成果相符合[③]。

3.1.6.3　习练健身气功对中老年女性血脂和血清 NO、NOS 水平的影响

3.1.6.3.1　习练健身气功对中老年女性血脂水平的影响

血液不断运行，为人体各系统组织提供营养，带走代谢产物，维持人体正常生命活动。血脂在血管壁的沉积影响了血液运行的通畅，严重时可以形成高血脂、动脉粥样硬化等疾病[④]。近年来，有关健身气功四种功法的研究显示，健身气功锻炼可以改善中老年人群的血脂状况[⑤]。本研究结果表明，健身气功锻炼组 HDL-C 水平较试验前有明显提高（$P < 0.05$），TC（$P < 0.05$）、TG（$P < 0.01$）、LDL-C（$P < 0.01$）较试验前显著下降；与对照组相比，健身气功组 HDL-C 水平明显提高（$P < 0.05$），TC、TG、LDL-C 水平显著下降（$P < 0.01$）。上述结果一方面验证了其他人的研究结果，另一方面表明在条件允

① 钱威，丁淑哲．人体体重调节与肥胖 [J]．体育与科学，2000，12（2）：126-129．
② 李风雷，郭海英．高脂血症中医康复治疗研究进展 [J]．辽宁中医药大学学报，2013，15（10）：111-113．
③ 白石光，铁英，邱玥．健身气功·八段锦对老年女性身体成分的干预作用 [J]．中国农村卫生事业管理，2014，34（9）：1164-1165．
④ 王琪．健身气功对绝经后女性静态平衡能力的研究 [D]．沈阳：沈阳体育学院，2014．
⑤ 周小青，曾云贵，杨柏龙，等．健身气功·八段锦对中老年人血脂的影响 [J]．北京体育大学学报，2007，30（6）：795-797．

许的情况下，实施多套健身功法相结合的运动处方对改善中老年女性血脂水平效果将更明显。

　　同时，在本研究中，对比不同年龄段人群血脂结果发现，健身气功组各年龄段血清TC水平均有明显下降。45岁及以上年龄段和55～64岁年龄段习练人群其他血脂指标也有不同程度的改善，而65岁及以上年龄段人群TG和LDL-C、HDL-C水平呈较好的变化趋势。本研究对象均为绝经后女性。对于绝经后女性来说，雌激素的水平会大幅下降，这是引起绝经后女性动脉粥样硬化发生的一个重要原因。究其原因，因体内缺乏雌激素，绝经后女性容易造成脂代谢紊乱，影响身体各系统功能，进而影响平衡功能。研究证明，八段锦运动能够有效降低中老年人血脂中总胆固醇（TC）、甘油三酯（TG）和低密度脂蛋白胆固醇（LDL-C）及提高高密度脂蛋白胆固醇（HDL-C）的含量，减少中老年人患高脂血症的发病率[1]。事实上，正是由于运动有降低LDL的作用，运动预防CHD主要是通过促进HDL介导的胆固醇逆向转运（CRT），而运动对心血管保护作用的可能机制就包括减少脂质沉积和促进CRT[2]。

　　健身气功作为一种传统养生方法，讲究"松""静"的核心原则。"松"是指全身放松，使气血运行流畅，肢体自然舒适。进而起到调节气血、疏通经络的作用[3]。同时，习练健身气功时，中低强度的长时间锻炼可以起到促进脂肪的动员的作用，加快TG水解，为中枢神经系统、外周组织、肌肉活动提供能量，维持了血脂含量的正常水平[4]。因此，中老年女性绝经后越早进行有益身心的体育锻炼，越对有效防止或减缓动脉粥样硬化和高血压等心脑血管疾病的发生有利。

3.1.6.3.2　习练健身气功对不同年龄段中老年女性血清NO、NOS水平的影响

　　目前，对NO生物学功能的研究较多，主要涉及神经、心血管等系统，并一致认为NO对机体的调节具有双重性生物学作用[5]。本研究对习练健身气功后中老年女性血清NO、NOS的变化情况进行了检验，结果显示：6个月健身气功干预后，健身气功组血清NO、NOS含量较自身均显著下降，且与对照组相比，两指标均有显著性差异，具有统计学意义（$P < 0.05$）。这一结果与一些研究结果之间存在差异，有研究提出，运动可以升高血清NO、NOS含量[6][7]。

　　有学者在对健身气功·八段锦对血清NO影响进行研究后也提出，在练习健身气功·八段锦后，研究对象总体血清NO水平显著性升高，老年男子组在练习后血清NO水平显著

① 杨丽娜，刘鸿宇.太极拳和健身气功·八段锦对中老年人血脂影响的研究[J].搏击·武术科学，2009，6（10）：43-44+47.

② 杨丽娜，刘鸿宇.太极拳和健身气功·八段锦对中老年人血脂影响的研究[J].搏击·武术科学，2009，6（10）：43-44+47.

③ 王琪.健身气功对绝经后女性静态平衡能力的研究[D].沈阳：沈阳体育学院，2014.

④ 王琪.健身气功对绝经后女性静态平衡能力的研究[D].沈阳：沈阳体育学院，2014.

⑤ 栾音笛.健身气功对绝经后女性骨代谢相关指标及血清NO、NOS的影响[D].沈阳：沈阳体育学院，2012.

⑥ 孙颖，刘天佑.递增负荷运动对老年人血浆一氧化氮代谢的影响[J].现代中西医结合杂志.2004（11）：1413-1414.

⑦ 梁娟.长期木兰拳运动对中老年女性自由基代谢和NO的影响[J].中华物理医学与康复杂志.2006（7）：479-482.

升高，但中年、老年女子组运动前后无显著差异；与训练前相比，中年男子组、老年女子组训练后 NO 无显著性变化[1]。因此，结合以往学者的研究成果，对本研究结果进行分析，推测 NO、NOS 含量下降的原因可能在于：① NO 的合成同时受到其他一些因素的调节，比如其合成底物 L - 精氨酸不足，NOS 抑制物的存在（如非对称性二甲基精氨酸），NO 合成反应中的辅助因子缺乏（如四氢生物嘌呤），都直接或间接地造成 NO 的合成不足或者扩散障碍，NO 的生物利用率下降，成为内皮功能紊乱发生的机理[2]。②从理论上讲，运动会增加机体的氧化应激水平，从而提高氧自由基（ROS），而有研究指出，ROS 生成的增加可降低 NO 的含量[3]。③ NOS 的生成受雌激素影响，绝经后雌激素水平显著降低，受其诱导的 NOS 生成减少，从而引起 NO 含量下降，而运动促进的 NO 生成没有达到弥补的效果[4]；内源性 NOS 抑制物为 L- 精氨酸的同系物，其中不对称二甲基精氨酸的竞争性抑制作用，可抑制 NOS 的活性，使 NO 的抗动脉粥样硬化作用减弱[5]。

而且，以上原因在本研究以年龄分组的试验结果中也有一定的反映。随着年龄的增长，体内 ROS 生成增加，而试验结果显示，健身气功组 55~64 岁年龄段、65 岁及以上年龄段血清 NOS 含量值均明显下降。骨代谢包括骨形成和骨吸收两个方面，现有研究已证实，由 NO 在骨代谢过程中所发挥的作用来看，成骨细胞单独培养生成的浓度接近于成骨细胞和破骨细胞共培养生成的浓度，百倍于骨髓细胞系培养生成的浓度，因此成骨细胞是共培养下生成 NO 的重要来源，也是骨组织生成 NO 的主要来源之一[6]。

目前的研究结果表明，NO 对成骨细胞的调节具有双重性。首先，骨形成阶段，原生型 NOS 生成的低浓度的 NO 对正常成骨细胞的增殖能起到一定的调节作用，并通过调节雌激素在一定程度上促进骨形成[7]。其次，通过诱生型 NOS 催化，可生成高浓度的 NO，借助于对成骨细胞的增殖和分化的抑制，来影响成骨细胞碱性磷酸酶的活性、成骨细胞合成骨钙素等骨基质蛋白的生理作用[8]。可见，NO 对骨代谢过程的调节可能确实存在量的约束，过高或过低的含量其作用效果均不理想。但其具体的调节机制目前尚无定论，若想系统科学地了解其机制，仍需大量研究工作[9]。

此外，研究对象的选取、运动干预的持续时间等也有可能对结果产生影响[10]。这里要指出的是，以往相关研究已证实，作为一种重要的血管舒张因子，NO 的含量升高对心血管系统功能的改善有积极意义。虽然，在本研究中习练者的血中 NO、NOS 含量出现了降低

① 黄涛 . 健身气功·八段锦对中老年人自由基代谢及性激素的影响 [D]. 北京：北京体育大学，2003.
② 周亮，申伟华，李香华 . 不同强度有氧运动对动脉粥样硬化大鼠血液 NO 信号及相关因素的影响 [J]. 山东体育学院学报，2009，25（11）：39-42.
③ 栾音笛 . 健身气功对绝经后女性骨代谢相关指标及血清 NO、NOS 的影响 [D]. 沈阳：沈阳体育学院，2012.
④ 栾音笛 . 健身气功对绝经后女性骨代谢相关指标及血清 NO、NOS 的影响 [D]. 沈阳：沈阳体育学院，2012.
⑤ 周亮，申伟华，李香华 . 不同强度有氧运动对动脉粥样硬化大鼠血液 NO 信号及相关因素的影响 [J]. 山东体育学院学报，2009，25（11）：39-42.
⑥ 姚楚亮，李文锐 . 内细胞型一氧化氮合酶与骨质疏松症 [J]. 国际骨科学杂志，2007，9（5）：312-314.
⑦ 栾音笛 . 健身气功对绝经后女性骨代谢相关指标及血清 NO、NOS 的影响 [D]. 沈阳：沈阳体育学院，2012.
⑧ 栾音笛 . 健身气功对绝经后女性骨代谢相关指标及血清 NO、NOS 的影响 [D]. 沈阳：沈阳体育学院，2012.
⑨ 栾音笛 . 健身气功对绝经后女性骨代谢相关指标及血清 NO、NOS 的影响 [D]. 沈阳：沈阳体育学院，2012.
⑩ 栾音笛 . 健身气功对绝经后女性骨代谢相关指标及血清 NO、NOS 的影响 [D]. 沈阳：沈阳体育学院，2012.

的情况（这与黄涛的研究结论相同），但不能由此否定健身气功的抗氧化效果。NO 的生物学功能是双重的，单一的降低或升高并不足以说明其对机体产生的作用效果，而其理想含量的界定具有更加重大的研究意义 [1]。

3.1.7　结论与建议

健身气功属于中小强度有氧运动，对改善中老年女性体质状况有一定积极作用。但因年龄所导致的身体状况、参与积极性等原因，健身气功习练对不同年龄段中老年女性人群体质水平的影响效果存在一定的差异。因此，有必要针对不同年龄段习练健身气功中老年女性人群进行科学的指导，使其能根据自己身体状况进行练习，以增强对其体质状况的影响效果，促进其身体健康。

3.1.8　其他相关研究成果

3.1.8.1　健身气功习练对女性 2 型糖尿病患者骨代谢及血脂水平的影响

通过对女性 2 型糖尿病患者相关生化指标的检测，观察健身气功锻炼对其骨代谢及血脂的影响。方法：将 41 名 50～65 岁自愿参加研究的老年女性 2 型糖尿病人分为健身气功组（20 人）和对照组（21 人）。由沈阳体育学院民传专业研究生对习练老年女性组进行八段锦、易筋经、五禽戏和六字诀培训一周后，持续进行 6 个月健身气功习练。测试两组试验对象试验前后血清中钙（Ca）、碱性磷酸酶（AKP）、抗酒石酸酸性磷酸酶（TRAP）、跟骨骨密度（BUA）和总胆固醇（TC）、甘油三酯（TG）、高密度脂蛋白（HDL–C）的水平。结果：经过 6 个月的健身气功习练后，与试验前相比，健身气功组血清中 Ca、TRAP 显著下降（$P < 0.05$），TC、TG 显著下降（$P < 0.05$），HDL–C 显著上升（$P < 0.05$）；与对照组相比，健身气功组血清中 Ca、AKP（$P < 0.05$）、TRAP（$P < 0.01$）显著下降，TC、TG 显著下降（$P < 0.01$），HDL–C 显著上升（$P < 0.05$）。结论：健身气功属中小强度有氧运动，长期练习可能在一定程度上改善绝经后女性骨代谢和血脂的水平，长期进行健身气功锻炼，可起到强身健体、延年益寿的作用。

3.1.8.2　八段锦对 2 型糖尿病伴高血压患者降压作用的疗效观察

本研究以 2 型糖尿病伴高血压患者为研究对象，观察中国传统健身气功·八段锦对该类患者的降压作用效果。对门诊 98 名 2 型糖尿病伴高血压就诊患者进行筛检，选取 58 名志愿参与本研究的患者（年龄 45～64 岁），依性别及年龄相匹配，随机分为四组：八段锦组（组 1，n=15），阻抗运动组（组 2，n=15），徒步组（组 3，n=13），对照组（组 4，n=16）。四组受试者在整个研究过程中，均保持原来的治疗方案不变，如遵守医嘱进行药物治疗、饮食控制方案等。每次训练 30min，每周进行 3 次，持续 8 周。训练时间为午餐后 30min 开始进行。组 1 和组 2 受试者在健身指导员指导下，分别进行八段锦和阻抗训练，组 3 受试者进行徒步走，组 4 在相同背景音乐下不运动。分别于试验前试验后进行常规身体及血液生化的测试检查。训练结束后，组 1 和组 2 受试者的代谢指标得到显著改善，包

① 栾音笛 . 健身气功对绝经后女性骨代谢相关指标及血清 NO、NOS 的影响 [D]. 沈阳：沈阳体育学院，2012.

括体重、高密度脂蛋白胆固醇、载脂蛋白 A1 和总胆固醇以及血压等，均较运动前得到显著性改善。与组 2 比较，组 1 运动后改善的幅度显著优于前者：组 1 受试者收缩压平均降低 13.9 ± 2.2mmHg，组 2 受试者收缩压平均降低 10.1 ± 2.0mmHg（P < 0.01）；舒张压两组分别降低 10.2 ± 1.6mmHg 和 7.2 ± 1.4mmHg（P < 0.05）。组 3 和组 4 运动前后血压未见显著性改善（P > 0.05）。

本研究显示，为期 8 周的八段锦习练可有效改善 2 糖尿病伴高血压患者的血压及血脂等代谢指标。八段锦作为中国一项传统健身气功，对于 2 型糖尿病伴高血压患者，不失为一种较为有效的辅助运动治疗方法。

3.2 中老年健身气功习练人群健身效果评价模型的构建研究

本研究运用文献综述法、问卷调查法和测试法，以沈阳市市区 6 个健身气功习练点 240 名 40～75 岁身体健康、具有 1 年以上锻炼经历的健身气功健身锻炼者为研究对象，使用问卷调查了健身气功练习者进行健身气功习练的原因及目前身体状况，进行健身气功习练具体情况和习练健身气功后的主观感受情况。同时，选择适合习练者的年龄及身体情况的既便于测量又能够较为全面地反映这一人群的体质状况的八项测试指标，包括身高、体重（派生计算 BMI 指数）、肺活量、握力、反应时、闭眼单脚站立、坐位体前屈、台阶实验。利用健民牌系列国民体质测试仪器对参与本研究的健身气功习练者进行了上述八项指标的测量，并利用测量结果对中老年健身气功习练人群健身效果评价模型的构建进行了研究。

本研究所获得的中老年健身气功健身效果评价模型，为今后健身气功运动效果评价服务系统的设计开发、健身气功运动效果评价与指导的网络化、信息化服务的实现提供有力的保障，为推进健身气功健身进一步科学、深入、广泛地开展提供坚实的科技支撑。

3.2.1 研究背景

国务院印发实施的我国第二个《全民健身计划（2016—2020 年）》中明确提出，今后要按照"政府主导、部门协同、智库和社会组织等社会力量共同参与"的格局，使全民健身与经济社会事业互促发展，体育消费总规模达到 1.5 万亿元，让全民健身成为促进体育产业发展、拉动内需和形成新的经济增长点的动力源 [①]。这是对全民健身的又一次新的阐述、新的定位和新的推动，推动全民健身上升为国家战略。目前，我国人口老龄化正逐渐加剧，老年人的健康问题已经受到社会各界的关注。2011 年颁布的《全民健身计划（2011—2015 年）》提出，要重视老年人体育的发展，提高老年人的身心健康水平，从而减少我国人口老龄化带来的负面影响。在此大背景下，关注老年人体育健身信息服务问题，一方面是为社会解决老年人的身心健康的相关研究提供参考，另一方面可为老年人体育锻

---

① 刘元强 . 论跑步的兴起及其赛事产业经济 [J]. 南京体育学院学报（自然科学版），2017，16（01）：155-160.

炼带来的社会效益等问题的研究提供相关理论支撑。

对于中老年人来说，在从事健身活动时，主要需要找到适合自己特点的体育健身项目和方法，这就不仅要得到专业人士的指导，而且需要能及时进行阶段性的健身锻炼效果的诊断与测评，以及得到一份适合于个体的、科学合理的锻炼计划。因此，调动社会各方面力量，大力发展中老年人健身信息服务网络，进一步完善公益性的健身信息服务，从而解决全民健身公共信息服务资源的有效供给问题已迫在眉睫。

3.2.2 国内研究现状及发展趋势分析

3.2.2.1 我国健身信息服务体系和健身效果评价的现状研究及发展趋势分析

近些年来，我国健身服务体系的研究也逐渐深入。目前，研究的方向主要集中在全民健身指导体系、国民体质服务网络体系、科学健身服务平台系统的研究上，特别是在对全民健身指导体系的构建问题的研究上，有学者认为可在功能上将"全民健身网络指导系统"分为健身指导库、健身方式选择指导系统、指导员培训系统、专家咨询系统、健康评价系统、在线交流平台[1]。对此，有多名学者对我国国民体质服务网络系统的开发规划进行研究后指出，我国国民体质服务网络系统是利用 Delphi6.0 和海量数据库技术开发的基于网络的信息系统。它包括多级信息处理和综合评价模块等，并通过互联网连接，组成多层管理网络结构。而全国各服务点收集的体质信息通过网络流入国家信息中心，经过处理可为国家宏观战略调整提供决策依据；各省级系统不仅能处理本省的体质信息，还可通过网络了解全国和其他省市的信息；各地级市和基层服务点也可通过本系统制定相应的对策；用户（IC 卡持有者）可随时随地查询到自己的体质信息，并获取运动处方[2]。基于此，有学者认为，尽管不同的健身网络实施的服务内容不同，但大多数的健身网络都强调个性化的长期跟踪式的连续关注和系统管理服务。一般分为以下几个部分：健康状况调查、全面健康评估、群体和个体健康干预、效果评价[3]。而在有关局域健身网络平台的创立研究中，王月华等人认为局域健身网络系统平台的核心内容是体育健康网络管理服务。该服务由健康咨询服务、体质数据获取服务、身体健康状态评估服务、健康干预方案、健康促进服务、健康保健教育、团体服务 7 个子版块组成[4]。

以往相关研究发现，在健身服务体系及健身信息服务平台建设中，健身效果评价是其中非常重要的一环[5]。而全面的健身指导测评体系应该包括体质评价（包括身体形态、身体机能、身体素质的评价等），运动处方（包括运动方式和强度的查询等），运动营养（包括食物的营养成分查询、营养状况评估和运动指导等），体重控制（包括能量平衡计

---

[1]　孔令水 . 基于网络的我国青少年科学健身指导服务体系研究 [D]. 北京：首都体育学院，2014.

[2]　曹莉，孙晋海，刘伟，等 . 我国国民体质服务网络体系的系统规划研究 [J]. 北京体育大学学报，2009，32（1）：45-49.

[3]　沈焯领，蔡广，夏琰 . 科学健身网络平台的构建 [J]. 体育科研，2009，30（3）：57-59.

[4]　王月华，杨明，杨九龙 . 局域健身网络系统平台的创建 [J]. 体育学刊，2011，18（6）：78-80.

[5]　毛俐亚，鞠国梁，毛思程 . 社区居民科学健身信息服务平台的构建与实践 [J]. 成都工业学院学报，2016，19（1）：101-104.

算、食物与运动的能量转换、运动消耗能量的设计等)①。纵观目前网络现有的社区居民科学健身信息服务平台不难发现，多数健身指导平台（网站）仍然只是一个信息发布平台，其信息处理能力（指导功能）还有待增强。究其原因发现，主要是网站（平台）所提供的与锻炼效果有关的一系列在线测评的功能，包括体质状况、运动处方、运动营养、体重控制等内容均需要经过公式计算获得，并没有后台相关的数据库支撑，这就会导致用户很难直观地了解自身锻炼效果等状况，不能科学、准确地根据测评体系所提供的运动处方信息等内容开展针对性的健身活动，从而达不到增强体质的目的。同时，各健身指导平台（网站）所提供的运动处方涉及的健身运动项目又多为大众健身项目（如游泳、跑步、骑自行车等），针对民族传统健身项目，只有姜娟等人完成了中老年人太极拳健身效果诊断和运动指导平台构建研究，已申请专利，以便应用于太极拳习练人群的健身服务。

3.2.2.2　我国健身气功健身效果和评价体系的现状研究、存在的问题及发展趋势分析

健身气功以增进身心健康为目的，是一项以自身形体活动、呼吸吐纳、心理调节相结合为主要运动形式的民族传统体育项目②。从 2003 年 2 月被国家体育总局接纳为第 97 个体育运动项目以来，经过多年的推广和普及，健身气功已受到广大中老年人群的喜爱，在全国拥有众多的习练"拥趸者"。目前，国家体育总局又颁布了《健身气功发展规划（2013—2018 年）》，这对进一步推动健身气功升级发展起到了非常重要的指导作用，也将为未来健身气功的发展带来一个全新的提升局面③。

近年来，健身气功在我国推广效果较好，因其防病健身作用受到健身爱好者的喜爱，各地习练人数均已千计，尤其在中老年人群中的普及范围较广，迫切需要科学习练方面的指导。就目前来看，国民体质监测系统可暂时为中老年健身气功习练人群提供一些科学习练方面的间接帮助。国民体质监测系统是在给出被试者的身体素质、机能综合评价的基础上，向健身者提供一个阶段性的运动指导。而中老年健身气功习练人群比照此运动指导中所给出的运动方式（跑步、杠铃、哑铃等）来进行锻炼，相对来说较为粗糙而且科学性不强。对越来越多因锻炼方式、强度和健身效果等原因喜欢健身气功的习练者来说，在接受国民体质测试后，更希望得到一份以健身气功为锻炼内容的运动指导方案，但这一点愿望在目前条件下还不能够被满足。

目前，国内外没有一套专门针对健身气功习练人群运动锻炼效果的评估与运动处方系统。所以，在健身气功习练过程中，人们不能够完全按照个体的身体条件科学、合理地锻炼，而是几十人甚至上百人进行统一运动强度、统一运动量的"跟着练"。这种锻炼方式对于中老年习练者来说，一方面对大部分因年龄、疾病等原因导致体质较差的中老年人来说，易产生过度疲劳，甚至给身体健康带来负面影响；另一方面对于少数身强体健的中老年健身者又起不到健身作用。同时，由于没有健身气功健身效果的指标测量评价体系，

---

① 邱淑敏，江崇民，武东明.健身指导网站评价指标体系的建立和应用研究 [J]. 体育与科学，2012, 33（6）: 81-87.

② 韩雪，郑晓波.健身气功在高校的传播及养生价值浅析 [J]. 才智，2012（1）: 251.

③ 国家体育总局.健身气功发展规划（2013—2018 年）[EB/OL]. http: //www.sport.gov.cn/n16/n33193.html, 2013.

导致中老年健身者对健身气功的作用和效果缺乏科学认识，这对健身气功在全民健身中的开展会产生一定程度的负面影响。

基于此，要保证健身气功运动的科学发展，就必须能对习练人群的锻炼效果进行监测诊断和评价，以便于健身气功习练者定期了解自身的健身效果，并可根据健身效果制定出下一步具体的健身气功运动处方，让习练者有的放矢，更好地进行健身运动。

3.2.3　本课题的研究目的和意义

在目前社会网络化背景下，有必要专门为中老年健身气功习练者建设一站式的健身信息资源公共服务平台，而在此公共服务平台上，构建社区中老年健身气功习练人群健身效果评价模型是最为关键的一环。基于此，为了便于中老年健身气功习练人群更好地了解自身的锻炼效果，立足目前已经较为普及使用的国民体质监测仪器，我们选择了国民体质检测常用体质指标作为健身效果评价指标，从而在测定方法上与国民体质检测接轨，便于今后评价指标的获取和利用，为中老年健身气功习练人群制订运动处方，帮助他们应用处方式的健身气功运动来进行健身，从而推动健身气功在全民健身中的科学化发展。

3.2.4　研究对象与方法

3.2.4.1　研究对象

本研究选取沈阳市市区 6 个健身气功习练点（分别是沈阳市和平区阳春园健身气功习练点、沈河区八一公园辅导站、和平区西塔辅导站、铁西区克俭公园辅导站、铁西区劳动公园辅导站、苏家屯区奥园辅导站，选择上述习练点的原因：一方面是习练人群较为固定，人数较多，习练时间较长，健身点指导员认真负责；另一方面这 6 个习练点与本课题组有多年合作，支持课题组完成了 2014 年健身气功管理中心科研项目"健身气功促进中老年女性人群体质效果的研究"），将具有 1 年以上健身气功运动经历的 300 多名健身气功习练者作为初选研究对象。所有研究对象纳入标准为：近半年均无深感觉障碍、前庭、小脑病变、眩晕、梅尼埃病以及心理障碍等情况，或虽有但已得到良好的控制（无后遗症）；无长期服用影响骨代谢的药品和患有影响骨代谢的疾病；无血脂异常和服用降血脂药物[①]。

在本次研究期间，本课题组历时 35 天向上述 6 个健身气功站点的全部习练者发放调查问卷 342 份，回收问卷 298 份。通过对回收问卷的初步统计可见，参与本研究的健身气功习练者年龄跨度较大，个别年龄段人数可能会较少，这对精确数据模型的建立会有一定的影响，因此根据经费和本研究的实际需要，最后确定了 256 位健身气功习练者参加本次测试。最终，实际前来参加测试的健身气功习练者有 248 名，其中纳入本次研究的测试人数为 240 人，其中男性 82 人，年龄段在 40~75 岁之间；女性 158 人，年龄段在 45~70 岁之间。

---

① 王琪. 健身气功对绝经后女性静态平衡能力的研究 [D]. 沈阳：沈阳体育学院，2014.

3.2.4.2　研究方法

3.2.4.2.1　习练情况

本研究中主要对采取易筋经、五禽戏、八段锦和六字诀健身气功功法的研究对象进行测试，个别站点有部分学员加练了健身气功·大舞功法。上述健身气功功法均为国家体育局在全国推广的新编健身气功功法，基本习练过程如下：

每天清晨 7 点，在健身气功指导员带领下依次进行练习，练习过程分为：准备阶段（3min）—易筋经（13min）—五禽戏（13min）—八段锦（12min）—六字诀（15min）—结束后恢复阶段（4min），共持续 60min[①]。运动量的控制遵循身体适应原则，运动强度以每分钟心率变化为依据[②]。运动心率基本控制在 85～135 次/min，平均每周 4～5 次，每次60min 左右，有效运动时间＞30min。

3.2.4.2.2　主要体质指标的测量

对经过初步筛选、问卷调查后确定的 342 名健身气功练习者，在沈阳体育学院冬季运动项目技术诊断与机能评定试验室进行测试，获得有效数据 276 份。

（1）身体形态指标测试

身体形态指标测试主要包括身高、体重等。根据身高、体重数据派生计算出身体质量指数（BMI），用来衡量人体胖瘦程度以及是否健康［BMI= 体重（kg）/ 身高（m）^{2}］。测试方法详见附录 3。

（2）肌肉力量测试

测试指标为握力，主要测试前臂及手部肌肉的力量。测试方法详见附录 3。

（3）平衡能力测试

测试指标为闭眼单脚站立，主要用于检查人体的平衡能力，也可以用于评价位置感觉、视觉和本体感觉之间的协调能力[③]。测试方法详见附录 3。

（4）身体柔韧性

测试指标为坐位体前屈，通过测试静止状态下躯干、腰、髋等关节可能达到的活动幅度，评价这些部位关节、韧带和肌肉的伸展性和弹性[④]。测试方法详见附录 3。

（5）反应速度测试

测试指标为反应时，用于评价受试者神经肌肉系统的反应和动作的综合能力。测试方法详见附录 3。

（6）心血管机能测试

测试指标为肺活量和台阶指数。肺活量是测试人体呼吸的最大通气能力，它的大小反映了肺的容积和肺的扩张能力，是评价人体生长发育水平和体质状况的一项常用的机能指标[⑤]。

---

① 王琪. 健身气功对绝经后女性静态平衡能力的研究 [D]. 沈阳：沈阳体育学院，2014.
② 王琪. 健身气功对绝经后女性静态平衡能力的研究 [D]. 沈阳：沈阳体育学院，2014.
③ 牛端阳. 弹力带操的创编及其对老年女性身体素质影响的实验研究 [D]. 济南：山东体育学院，2012.
④ 郭舜. 吉林省成年人体质现状调查与分析 [D]. 长春：东北师范大学，2012.
⑤ 王璐. 南京市公务员体质监测结果与健康体适能测试结果分析研究 [D]. 苏州：苏州大学，2020.

台阶试验是一种简易的评价心血管系统机能的定量负荷实验，主要是通过观察定量负荷持续运动的时间、运动中心血管的反应及负荷后心率恢复速度的关系（台阶指数）评定心血管系统机能水平[①]。

肺活量和台阶指数的测试方法详见附录3。

（7）测试仪器

为国民体质监测系统（健民牌 GMCS-IVA 型便携式人体体质测定 IC 卡测试系统）。

3.2.4.3　数据统计处理

使用统计软件 SPSS16.0 FOR WINDOWS 对数据进行统计学分析。数据统计结果以均数 ± 标准差 $(\bar{X} \pm \mathrm{SD})$ 表示，显著性水平为 $P < 0.05$。调查问卷调查结果以百分比形式表示。

3.2.5　研究结果与分析

3.2.5.1　健身气功习练者调查问卷的发放情况与基本情况的分析

3.2.5.1.1　健身气功习练者调查问卷的发放情况分析

本次研究期间，共分发调查问卷 342 份，回收 298 份问卷，其中有效问卷共计 276 份。发放和回收调查问卷的具体情况见表 3-15。

表 3-15　调查问卷的发放与回收情况

健身站点	问卷发放（份）	问卷回收（份）	有效问卷（份）	回收率（%）	有效回收率（%）
阳春园	90	87	74	96.7	85.1
八一公园	75	66	65	88.0	98.5
西塔公园	57	47	44	82.5	93.6
克剑公园	35	29	26	82.9	89.7
劳动公园	60	46	44	76.7	95.7
奥园	25	23	23	92.0	100.0
合计	342	298	276	87.1	92.6

由表 3-15 可见，问卷的回收率不太高，个别站点甚至低于 80%，这与健身气功参与者为中老年人群、文化水平不高、填写问卷的积极性不高有关。但是有效回收率较高，个别站点超过 95%。在发放和填写过程中，我们发现尽管有很多老人反应和理解能力下降但非常认真，一旦答应填写问卷，就一定要克服困难，认真完成。实际上，在调查过程中，有专人对问卷内容进行了讲解，并全程陪同填写。调查问卷的回收情况也从一个侧面反映出一定的问题：由于本科研项目工作的开展与进行主要依托于健身气功习练者的配合，而人的社会性的客观存在，在没有有效的行政力量的控制下，研究对象有效数量的保证成为本课题研究工作的一大难点。

基于调查问卷反映出的问题，在随后的研究过程中，为了保证课题研究工作的顺利进

---

① 董育平. 完全学分制实施《学生体质健康标准》的思考 [J]. 中国学校体育，2005（2）：61-62.

行，我们按预先拟定的方案，开展了深入站点义务为健身气功习练者进行技术指导、举办健身气功理论知识讲座、参观体院院内场馆等活动，吸引健身气功练习者配合研究工作，尽量减少研究对象的流失。同时，为了确保前来沈阳体育学院省级国民体质监测中心参加测试的健身气功习练者的人数，我们还按照每人 2 元的标准，向前来参加测试的人员发放了交通费用，由于经费和时间的限制，在确保研究对象人数能满足本课题后期研究工作的前提下，我们没有增加测试的人数。

总之，通过本次研究课题组积累了一定的经验，这将为今后继续健身气功的相关研究提供参考，从而使相关研究能进一步完善和深化。

3.2.5.1.2　健身气功习练者基本情况的调查结果与分析

目前，在我国健身气功运动爱好者中虽然也有少部分的年轻人，但经常从事健身气功锻炼的人群仍然以中老年人为主，其原因主要有以下四点：一是健身气功运动柔和、轻灵、缓慢的特点与中老年人的生理特点、生活节奏十分吻合；二是健身气功运动不需要有较高要求的场地、器材等，不需要人们为其付出更多的费用；三是健身气功运动有较为明显的健身作用；四是近年来，健身气功的开展得到从总局健身管理中心到各地协会组织的有力推动，广泛建立健身气功健身站点，培训了一批有热情、有活力的健身气功指导员，使健身气功习练有领导、有组织。

参加本研究最终测试的 240 名健身气功习练者的基本情况见表 3-16。

表 3-16　研究对象基本情况表（$\overline{X} \pm SD$）

组别	人数（人）	年龄（岁）	身高（cm）	体重（kg）	习练年限（月）
男子组	82	63.4 ± 8.4	167.9 ± 5.2	71.20 ± 8.8	22.9 ± 6.5
女子组	158	56.6 ± 4.10	157.8 ± 4.5	61.8 ± 6.7	32.2 ± 17.9

在本研究中，从人数上看，男性人数明显少于女性，通过对沈阳城区的主要健身气功健身站点的走访与调查来看，普遍存在着健身气功习练人群中女性人数明显多于男性的情况，这可能是女性较男性更加重视自身的健康，更愿意参加集体活动，更愿意进行不太剧烈的活动等。这些原因也在其他健身运动中得到验证，比如跳广场舞的中老年女性就多于男性，而从事暴走运动的中老年男性人数要高于女性，至于深层次的原因还有待我们进行深入研究。从研究对象的年龄上看，男性习练者平均年龄在 55.0 ~ 71.8 岁之间，女性年龄在 52.5 ~ 60.7 岁之间。女性习练者年龄低于男性，这比较符合当前社会的现实状况，与目前工作岗位要求的女性早于男性退休相符合，退休人员在时间上的充裕以及身体状况的日渐下降，致使他们有更多的从事体育锻炼的行为出现。同时，女性习练健身气功的年限明显要长于男性，这与女性人群习练早、坚持练习普遍好于男性有关。

3.2.5.2　健身气功习练者习练健身气功的情况及分析

3.2.5.2.1　健身气功习练者进行健身气功习练的原因及目前身体状况分析

在回收的 276 份有效调查问卷中，健身气功习练者对习练原因及目前身体状况的相关问题的回答情况见表 3-17。

表 3-17　进行健身气功习练的原因及目前身体状况

调查内容		人数	百分比
习练原因	朋友、邻居介绍	124	44.9%
	看别人练产生兴趣	130	47.1%
	电视、网络介绍	22	7.9%
睡眠情况	睡眠质量　很好	138	50.4%
	睡眠质量　一般（偶尔失眠）	120	43.5%
	睡眠质量　较差（经常失眠）	18	6.5%
	睡眠时间　5 小时以下	22	7.97%
	睡眠时间　5~7 小时	183	66.3%
	睡眠时间　7 小时以上	71	25.7%
健康状况	健康、无疾病	155	56.2%
	仍有慢性疾病、心脑血管疾病或其他疾病	121	43.8%

　　由表 3-17 可见，在接受调查的健身气功锻炼人群中，分别有 44.9% 和 47.1% 的人是通过朋友、邻居介绍或看别人习练产生兴趣来参加健身气功锻炼的，这表明尽管网络、微信等新媒体在生活中已广泛使用，但因健身气功的习练人群是中老年人，对上述新媒体的接受滞后，更愿意相信和接受直观、形象的宣传，这提示进行健身气功推广时应更多地深入社区、公园、广场等公共场所，利用教习、展板、讲座等直观宣传形式来吸引中老年人群的加入；同时上述调查结果也显示大多数人进行健身气功锻炼都属于主动参与行为，而非被动参与，而心理学认为，主动性由个人的需要、动机、理想、抱负和价值观等推动形成，是个体按照自己规定或设定的目标行动，而不依赖于外力推动的行为品质①。主动性往往会使行为者能够在较长时间内坚持行动。从习练者的健康情况的调查结果上可以看到，坚持习练健身气功的益处，多数人（83.9%）的睡眠质量很好，睡眠时间也能得以保证（93% 以上），尽管步入中老年，半数以上的习练者均保持健康状态。

3.2.5.2.2　健身气功习练者进行健身气功习练具体情况的分析

　　健身气功练习者进行健身气功习练的具体情况见表 3-18。

---

① 苗源 . 中学生自立意识的培养探析 [D]. 济南：山东师范大学，2009.

试验和 10m × 4 往返跑[1]。根据测试分值可以评估测试对象的体质状况，并能从单项测试所得分数，了解其体质的不足之处[2]，还可据其给出具有普适性的运动方法，如跑步、杠铃、哑铃、俯卧撑、仰卧起坐等。为了要保证健身气功健身科学而安全地开展，必须进行锻炼效果的监测工作。

在本课题研究工作的设计阶段，我们选择了与国民体质测定相接轨的评价指标和测定方法，将健身气功健身效果评价的测试分为身体形态、机能和素质三大类，并根据成年人体质测定的具体指标的适用范围，确定了适用于中老年健身气功健身人群的指标，即 BMI 指数、台阶指数、肺活量、坐位体前屈、闭眼单脚站立、反应时、握力。健身气功习练者的身体形态、机能、素质指标的测试结果见表 3-20。

表 3-20　健身气功习练者身体形态、机能、素质测试结果

	BMI 指数	台阶指数	肺活量（毫升）	坐位体前屈（厘米）	闭眼单脚站立（秒）	反应时（秒）	握力（牛）
男	25.2 ± 2.4	68.1 ± 20.0	2891.6 ± 832.9	13.3 ± 11.2	35.8 ± 15.3	0.6 ± 0.09	28.8 ± 11.6
女	24.8 ± 2.5	70.1 ± 14.2	2145.1 ± 541.4	17.4 ± 15.1	26.7 ± 24.1	0.6 ± 0.09	25.9 ± 4.0

这些指标既可以在国民体质监测的平台上全面地了解健身气功健身人群的体质状况，便于日后健身气功健身人群利用目前已经较为普及的国民体质监测仪器了解自身的锻炼效果，又具有较好的普适性。

3.2.5.4　健身气功健身效果评价模型的构建

3.2.5.4.1　健身气功习练人群健身评价指标的确定

如何针对健身气功习练人群制订合理、有效的健身评价体系是推动健身气功进一步深入开展的重要内容之一。要想客观地检查、评价健身气功习练人群的健身水平，就必须合理地确定评价的指标内容，所选择的指标内容既能够较为全面地评价健身气功健身人群的体质状况，又要简洁、易懂，还要便于健身气功人群能够容易接受测量，具有可行性，同时指标的测量结果又要具有较高准确性和可靠性。目前，我国的国民体质监测系统采用的是电子化集成电路控制的具备 IC 卡存储数据功能的系列器材，在测试中，除了测试方法、规则的统一要求外，测试器材的精密和标准也是反映真实体质的保证，更是体质监测能够顺利进行的物质前提[3]。我国的国民体质监测系统已经得到较为普遍的应用，测试仪器已经基本遍及县区，成为广大人民群众享有的体育服务之一。利用这套仪器，既能够便于测量，又具有较好的可行性和较高的科学性。

健身气功是一种轻灵、缓慢、柔和的武术功法，受项目特点的影响，习练健身气功的人群主体为中老年人。基于此，本课题研究选择中老年人群为研究对象，为其构建一个科学的健身气功习练效果评价模型。首先，根据中老年人群的生理特点，通过查阅相关的文

① 杨兴涛，马海军．全民健身科学化探讨 [J]．中州大学学报，2001 (3)：68-69.

② 张中垓，余莉萍，张然，等．体质测定和运动处方是开展全民健身运动的基础 [J]．四川体育科学，1999 (3)：30-32.

③ 尤新莉．关于我国体质监测的思考和对策 [J]．南京体育学院学报（自然科学版），2005 (4)：8-10.

献资料，结合我们以往进行的太极拳健身监测系统构建的研究（已完成）成果，在国民体质监测指标中较为全面地选择了 8 项指标，具体为身高、体重（派生 BMI 指数）、肺活量、台阶指数、闭眼单脚站立、坐位体前屈、反应时、握力[①]。

体重 / 身高[2]派生出 BMI 值，即身体质量，此指标数值能够反映健身气功习练者的身体形态；肺活量、台阶指数指标能够反映身体机能；闭眼单脚站立、坐位体前屈、反应时、握力能够反映健身气功习练者的肌肉耐力、柔韧性、反应速度及上肢力量素质（见表 3-21）。在国民体质监测系统中，70 岁及以上年龄段的老人没有台阶指数这个测试项目[②]。同时，结合本研究的研究对象来源特点，即女性人数较多男性较少，习练年龄段集中于 70 岁以下，所以确定健身气功习练人群健身评价指标时没有选择台阶指数。具体指标见表 3-21。

表 3-21　中老年健身气功健身评价指标

身体形态指标	身体机能指标	身体素质指标
BMI 指数	肺活量	握力、坐位体前屈、反应时、闭眼单脚站立

总之，本研究所选定的指标在测量中既能够较为全面、有效地反映健身气功习练者的体质状况，又能够在测试过程中保证健身气功习练者的安全性。各项指标测试均采用健民牌国民体质监测 IC 卡测试系统中的测试仪器。

3.2.5.4.2　健身气功习练人群健身效果评价模型的构建

评价，是对测量结果赋予实际意义和价值判断的过程。标准是衡量事物的准则。所谓评价标准，是指对被测事物属性进行价值判断的一种尺度，是指相对于评价准则所规定的方面所确定的优良程度的要求，它是事物质变过程中量的规定性[③]。评价的客观性是评价标准具有科学性的重要依据。

《国民体质测定标准实施办法》中明确规定：有关部门和地方可参照《标准》制订适用于特定人群或地区的体质测定标准。这为我们专门为广大的健身气功健身人群确定一个针对性强的运动效果评价标准提供了政策依据。本研究根据健身气功习练者的体质测试的有效结果，制订了健身气功习练人群健身评价标准。

（1）健身效果评价方法的选择

在《体育测量评价》（体育学院通用教材）中，"对于正态分布或近似正态分布的资料，可用离差法划分评价等级"为依据，经过对所获得数据分布情况的检验，6 个指标的数据均为正态分布，所以本研究采用离差法进行建标工作[④]。从测量统计原理上讲，以大样本调查资料的平均数为基准值，以标准差为离散距是离差法的统计原理。在研究中，我们

---

① 姜娟，郭英杰，付彦铭.沈阳市老年人太极拳锻炼效果的诊断与测评标准的构建 [J].沈阳体育学院学报，2013，32（6）：127-130.

② 姜娟，郭英杰，付彦铭.沈阳市老年人太极拳锻炼效果的诊断与测评标准的构建 [J].沈阳体育学院学报，2013，32（6）：127-130.

③ 温振宇.空域扇区划分方案优劣综合评估方法探索 [J].科技传播，2014，6（15）：96+99.

④ 姜娟，郭英杰，付彦铭.老年人太极拳健身效果诊断和运动指导平台构建研究 [J].搏击（武术科学），2014，11（08）：1-4.

采用离差法作为构建评价等级标准的基础（表 3–22），来对研究对象的能力和水平进行分等评价。

表 3–22　离差法划分评价等级标准

评价等级	标准	理论百分率（%）
上	(X+2S) +Δ 以上	2.3
中上	(X+1S) +Δ 至 (X+2S)	13.55
中	(X–1S) +Δ 至 (X+1S)	68.33
中下	(X–1S) –Δ 至 (X–2S)	13.55
下	(X–2S) –Δ 以下	2.3

注：来源于《体育测量评价》（体育学院通用教材）

（2）评价等级的划分

利用各指标的均数和标准差来划分等级，分别取 > X+2S、> X+1S ~ X+2S、X ± 1S、< X–1S ~ X–2S、< X–2S，各单项指标的评价等级划分采用相应的 5 分制，按各等级由高到低分别附 5、4、3、2、1 分，定性评价分别为：5 分优秀、4 分良好、3 分中等、2 分下等、1 分差。

（3）单项评价标准的制订

依据所选用的评价方法、各单项指标的 5 等级划分及赋分法，对所获取的健身气功习练人群体质数据进行统计处理后，获得了男性、女性健身气功习练者健身评价标准，见表 3–23、表 3–24。此标准分别适用于 55 ~ 72 岁之间的男性，53 ~ 61 岁之间的女性年龄健身气功习练者。《体育测量评价》中指出："在制订有关评价标准时，必须充分考虑年龄段特点，按年龄组制订评价标准，成人可按青年、中年、老年合并年龄组。"在此需要说明的是，此标准确实存在着年龄段跨度较大的情况，但囿于有限的经费、有限的研究时间，我们在没有条件扩充样本数量的前提下，为了尽量减少抽样产生的误差，在不违反合并年龄组的原则下，选择了分别将中、老年男性和女性并组进行评价标准的制订。在评价标准中，参考笔者参与的太极拳健身评价系统构建研究成果，本研究对于每项具体指标的测试结果都以非常直观数值予以体现，健身气功习练者根据测量时所得到的数值，可以一目了然地知道自己在各测试项目上所处的位置，进而可以简明、容易地判断自身的单项体质状况[1]。

表 3–23　男性健身气功习练者健身单项评价标准（55~72 岁）

等级	差（1分）	下（2分）	中（3分）	良（4分）	优（5分）
	< X–2S	< X–1S ~ X–2S	X ± 1S	> X+1S ~ X+2S	> X+2S
BMI	< 20.4	< 22.8 ~ 20.4	22.8 ~ 27.6	> 27.6 ~ 30.0	> 30.0
肺活量（mL）	< 1224	< 2058 ~ 1224	2058 ~ 3726	> 3726 ~ 4559	> 4559

---

[1]　姜娟，郭英杰，付彦铭. 沈阳市老年人太极拳锻炼效果的诊断与测评标准的构建 [J]. 沈阳体育学院学报，2013，32（6）：127–130.

等级	差（1分）	下（2分）	中（3分）	良（4分）	优（5分）
	< X-2S	< X-1S ~ X-2S	X±1S	> X+1S ~ X+2S	> X+2S
体前屈（cm）	< -9.1	< 2.1 ~ -9.1	2.1 ~ 24.5	> 24.5 ~ 35.7	> 35.7
单脚站立（s）	< 5.2	< 20.5 ~ 5.2	20.5 ~ 51.1	> 51.1 ~ 66.4	> 66.4
反应时（s）	> 0.4	> 0.4 ~ 0.5	0.5 ~ 0.7	< 0.7 ~ 0.8	< 0.8
握力（N）	< 5.6	< 17.2 ~ 5.6	17.2 ~ 40.4	> 40.4 ~ 52	> 52

表 3-24　女性健身气功习练者健身单项评价标准（53~61岁）

等级	差（1分）	下（2分）	中（3分）	良（4分）	优（5分）
	< X-2S	< X-1S ~ X-2S	X±1S	> X+1S ~ X+2S	> X+2S
BMI	< 19.8	< 22.3 ~ 19.8	22.3 ~ 27.3	> 27.3 ~ 29.8	> 29.8
肺活量（mL）	< 1063	< 1604 ~ 1063	1604 ~ 2686	> 2686 ~ 3228	> 3228
体前屈（cm）	< -12.8	< 2.3 ~ -12.8	2.3 ~ 32.5	> 32.5 ~ 47.6	> 47.6
单脚站立（s）	< -21.5	< 2.6 ~ -21.5	2.6 ~ 50.8	> 50.8 ~ 74.9	> 74.9
反应时（s）	> 0.4	> 0.4 ~ 0.5	0.5 ~ 0.7	< 0.7 ~ 0.8	< 0.8
握力（N）	< 17.9	< 21.9 ~ 17.9	21.9 ~ 29.9	> 29.9 ~ 33.9	> 33.9

（4）健身效果综合评价标准的建立及评价模型的构建

通常在对人的体质水平的评价中，在单项指标评价的基础上，往往还需要构建多项指标的综合评价模型。目前，全国开展的成年人体质测定的综合评定采用"等权"法，即对健身气功习练者全部评定项目的总分进行综合评价，评定等级分为四级：一级（优秀）、二级（良好）、三级（合格）、四级（不合格）。据有关文献的研究结果，国民体质测试中采用的四级综合评定法的结果中导致及格和良好的覆盖率过大。所以，本研究在采用"等权"法进行综合评价的基础上，参考以往研究成果（形态、机能和素质的权重比近似为 3：3：4），本次研究也采用与以往研究相同的单项评价中的五级评定标准，即一级（优秀）、二级（良好）、三级（中等）、四级（合格）、五级（不合格）[1]，综合评价标准见表3-25。

表 3-25　健身气功健身综合评价标准

优秀	良好	中等	合格	不合格
25 ~ 30 分	19 ~ 24 分	13 ~ 18 分	7 ~ 12 分	6 分以下

[1]　姜娟，郭英杰，付彦铭.沈阳市老年人太极拳锻炼效果的诊断与测评标准的构建 [J].沈阳体育学院学报，2013，32（6）：127-130.

在目前社会网络化背景下，有必要专门为中老年健身气功习练者建设一站式的健身信息资源公共服务平台，而在此公共服务平台上，构建社区中老年健身气功习练人群健身效果评价模型是最为关键的一环。基于此，本课题以社区中老年健身气功习练人群为研究对象，在对其进行调查、测量的基础上，确立中老年健身气功习练人群健身效果评价指标，构建适用于该人群的健身效果评价模型。今后，可以在本研究的基础上，建立起与已获得专利的太极拳健身平台一样的中老年健身气功人群健身运动指导平台所迫切需要的开放式数据库，以便今后为中老年健身气功人群健身评价与指导的网络化、信息化服务的实现奠定坚实的基础①，为健身气功习练人群提供有效的科学健身信息指导服务，并为健身气功运动进一步科学、深入、广泛地开展提供强有力的科技支撑。

3.2.6　结论与下一步研究设想

3.2.6.1　结论

本研究选择了与国民体质测定相接轨的评价指标和测定方法，在获得中老年健身气功习练人群体质数据，建立起男、女性健身气功习练者健身单项评价标准和健身效果综合评价标准的基础上，构建了中老年健身气功习练人群健身效果评价模型，这将促进中老年健身气功习练人群利用国民体质监测仪器了解自身的锻炼效果，并接受处方式的健身气功运动来进行健身，从而推动健身气功在全民健身中的科学化发展。

3.2.6.2　下一步相关研究设想

在本健身气功健身效果评价模型的基础上，进一步完善和补充相关体质的基础数据，在样本量进一步扩大的基础上，能够根据不同年龄段、性别、功法等条件，对相关的测试指标进行分类并储存，建立起健身气功习练人群体质数据库，并与本研究获得的健身气功效果评价模型相结合，建立一个健身气功健身效果评价服务信息系统平台。该平台建成后，健身气功练习者就可通过这个服务平台对自己的健康程度及下一个阶段的锻炼指向有所了解。更确切地说，健身气功练习者完成一次体质测量后，将所得出的数据在信息服务平台上与数据库的样本进行比对，就可得到相应的体质报告以及运动指导。具体设想如下：在该平台上，输入个人信息和体质指标的测量结果后，比对平台中身高、体重、心率、肺活量、台阶指数、坐位体前屈、闭眼单脚站立、反应时、握力等相关数据，根据系统中健身气功健身效果评价模型的评分标准依次打分，分值越高说明该项指标越接近优秀，反之则说明较差，需要改进。通过比对就可以知道测试者哪个方面比较薄弱，并有针对性地进行健身指导。

3.2.7　其他相关研究成果——构建中老年健身气功习练人群健身效果评价模型价值探析

针对中老年健身气功习练人群健身效果评价模型的价值进行了探讨。方法：运用文

---

① 姜娟，郭英杰，付彦铭.老年人太极拳健身效果诊断和运动指导平台构建研究 [J].搏击（武术科学），2014，11（08）：1-4.

献综述法，对中老年健身气功习练人群健身效果评价指标的选择，以及构建其健身效果评价模型的价值两方面进行深入分析和探讨。结果：（1）以国民体质监测指标体系为参考，结合健身气功的动作特点和研究对象年龄情况，确定了身高、体重（派生 BMI 指数）、肺活量、握力、反应时、闭眼单脚站立、坐位体前屈在内的 7 个主要的测试指标。（2）研究表明，健身气功因其防病健身作用受到健身爱好者，特别是中老年人群的喜爱，目前迫切需要科学习练方面的指导；目前我国还没有一套针对中老年习练健身气功人群的健身锻炼效果的测评与运动指导系统；因此，有必要确立中老年健身气功习练人群健身效果评价指标，并构建适用于该人群的健身效果评价模型；该模型可以对习练健身气功人群的健身效果进行量化，从而给予科学评价，进而在此基础上给出以健身气功为内容的运动指导方案，这可为中老年健身气功人群健身评价与指导体系的网络化、信息化服务的实现奠定基础，为健身气功运动进一步科学广泛地开展提供有力的科技支撑。结论：基于此，有必要对中老年健身气功习练人群健身效果评价模型的构建进行深入的研究。

3.3　FMS 在中老年健身气功习练人群健身效果评价中的应用研究

本研究在利用功能性动作筛查（FMS）结果对健身气功习练人群的锻炼效果进行评估的基础上，对中老年健身气功习练人群进行 FMS 功能筛查应用的可能性进行了探讨，提出了在研制中老年人群健身气功"纠正性"运动处方的过程中，应用 FMS 进行有针对性评估的可行性，以便为今后促进健身气功在全民健身中的科学化发展和推广提供理论依据和实践参考。

3.3.1　研究背景

在我国人口老龄化逐渐加剧的大背景下，老年人的健康问题已经越来越受到政府和社会各界人士的关注。2011 年国务院颁布的《全民健身计划（2011—2015 年）》中就已提出，要重视老年人体育的发展，提高老年人的身心健康水平，从而减少我国人口老龄化带来的负面影响[①]。在我国第二个《全民健身计划（2016—2020 年）》中，国务院再次明确指出，今后要大力推进老年宜居环境建设，统筹规划建设公益性老年健身体育设施，加强社区养老服务设施与社区体育设施的功能衔接，提高使用率，支持社区利用公共服务设施和社会场所组织开展适合老年人的体育健身活动，为老年人健身提供科学指导[②]。

因此，在健康中国的大背景下，作为运动医学工作者，更应大力推广"运动是良医"等理念，关注老年科学健身的相关问题，研究制定并推广普及适合老年人的健身指导方案，使中老年人群能够通过简单、有效和直观的健身效果反馈，在众多的运动项目中，科学、合理地选择自己喜爱的、适合自身情况的体育运动方式，来发展身体、增进健康、增强体质和丰富文化生活，来维持和改善身体健康。

---

① 范成文. 我国老年人体育服务社会支持系统研究 [D]. 长沙：湖南师范大学，2020.

② 张晓晨. 影响海口市老年气排球运动参与动机的因子分析 [D]. 海口：海南师范大学，2019.

健身气功是以增进身心健康为目的，以自身形体活动、呼吸吐纳、心理调节相结合为主要运动形式的民族传统体育项目[①]。早在 2003 年 2 月，健身气功就被国家体育总局吸纳为第 97 个体育运动项目。经过不断地对优秀传统气功功法进行挖掘整理的基础上，截至 2023 年，国家体育总局已重新组织编创了 11 种健身气功，分别是"健身气功·五禽戏""健身气功·六字诀""健身气功·八段锦""健身气功·易筋经""健身气功·明目功"等，并在全国各类、各年龄段人群中进行推广，已取得了可喜的成果。

目前，评价老年人健身效果的指标体系众多，各有特点。其中体质指标是最常采用的健身效果反馈指标[②]。一般认为，体质评价包括身体成分、心肺功能水平、肌肉的力量和耐力、平衡性、柔韧性等方面的测试和评价，在一定情况下被体育运动指导者用来科学指导全民健身活动。而功能性动作筛查（FMS）作为近几年来从美国引入的最热门的运动筛查和评价体系之一，是对机体的基本功能能力评估的一种有效方法，使用者可以根据 FMS 基本测试动作完成的质量来检测身体的灵活性、稳定性、协调性、对称性等，进而判断人体完成动作的有效性和流畅性[③]。FMS 具有操作简单、结果量化、纠正方法完善的特点，是一套非常科学系统的筛查方法，可以作为体质测试与评价方法的一种补充[④]。

因我国运用 FMS 功能筛查较晚，2011 年才由国家体育总局引入专业运动队进行尝试性开展，而用于老年健身人群的身体动作功能筛查还处于空白阶段，相关研究也处于初步认识摸索阶段[⑤]。基于此，有必要立足于健身气功习练人群开展 FMS 筛查的应用性研究，一方面可以利用 FMS 的筛查结果对健身气功习练人群的锻炼效果和不足进行评价和评估，另一方面可以此为依据研制出有针对性的健身气功运动处方，为健身气功在全民健身中的科学化发展和推广提供依据。

3.3.2　国内外研究现状

3.3.2.1　功能性动作筛查概述及应用原理

功能性动作筛查和功能动作训练源于美国，内容包括 7 项基本动作模式，在完成这 7 个动作时，需要受试者有很好的灵活性与稳定性的平衡能力，其目的是对人体掌握和运用基础身体动作的能力及动作结构进行测试和评价，并可根据测试结果制定和设计纠正动作的练习手段，达到有效规避由于错误动作而造成的运动损伤，提高运动动作的工作效率及合理性[⑥]。

一般来说，身体基本动作是普通人群日常生活或运动员从事各种身体运动的基础，无

① 韩雪，郑晓波. 健身气功在高校的传播及养生价值浅析 [J]. 才智，2012 (1)：251.
② 廖祖英，代毅. 长期锻炼人群健身效果的评价研究 [J]. 成都体育学院学报，2011，37 (6)：76-80.
③ 韩金磊. 功能动作筛查（FMS）在石家庄职业技术学院学生体质评价中的应用研究 [D]. 石家庄：河北师范大学，2015.
④ 韩金磊. 功能动作筛查（FMS）在石家庄职业技术学院学生体质评价中的应用研究 [D]. 石家庄：河北师范大学，2015.
⑤ 张磊. FMS 功能测试对人体基本动作模式的筛查方法述评 [J]. 内蒙古师范大学学报（自然科学汉文版），2014，43 (5)：643-646.
⑥ 王骅磊. 功能性训练对 10—12 岁游泳运动员蛙泳动作效率的影响 [D]. 郑州：河南大学，2020.

论技术动作如何多样和复杂，都要基于此演变。认识和正确掌握这些基础动作对人们完成延展性技术动作，特别是保持人体机体各环节运动功能尤其重要[①]。FMS 方法可以对人完成基本动作情况的有效程度和质量作出评价，明确告诉你问题出在哪里、如何改进等，进而形成系列动作的最有效模式。由此可见，这种模式化动作筛查不仅适用于专业群体，同时也适用于任何有运动需求的大众健身人群，具有很强的普适性[②]。

3.3.2.2　功能性动作筛查在体育运动中应用的研究现状

在美国，FMS 只是功能训练中心的一小部分内容，后续还有运动处方、运动康复、过程检测、恢复评价等系列活动，服务于职业运动员和普通人群[③]。

（1）国内功能性动作筛查在竞技人群中应用的研究现状

在我国，因 FMS 功能筛查引入较晚，2011 年才由国家体育总局在专业运动队中开始运用，并进行尝试性推广，而且近几年来相关研究多集中在对运动损伤风险的预测方面，通过 FMS 对运动员动作质量进行监控，为教练员制订运动计划提供科学依据。目前 FMS 在国内应用的主要项目有跆拳道、飞碟射击、田径、武术、越野滑雪、游泳、举重等，相关学者通过对不同项目的运动员进行 FMS 测试，对测试数据进行分析，发现运动员在动力链中存在的薄弱环节，进而对训练计划进行适当的调整[④]。通过对国内相关研究的综合分析可以看出，学者们都认可功能动作筛查是一个预测体系，通过使用它来规避运动员损伤风险，提高运动员动作效率，及时发现运动员身体运动链、稳定性、灵活性和平衡性等一系列基本动作能力问题，以便分析运动员身体的缺陷和潜在伤病[⑤]，调节并控制其发生。综上可以看出，FMS 测试已逐步应用于我国运动训练领域，在国内，教练员已开始使用 FMS 作为指导训练的工具。

（2）国内功能性动作筛查在普通人群中应用的研究现状

FMS 的目标人群为从事运动的专业人员，与健身、休闲活动、体适能训练和户外活动有关，还可用于消防员、士兵、产业工人和其他从事高强度的身体活动的职业人士运动能力方面的筛查和评价[⑥]。目前，国内 FMS 在普通人群中的应用多集中在各类人群的身体功能训练方面，而且多集中在中小学生、大学生、武警战士等青壮年人群，基本上是先通过功能性动作筛查快速有效地识别研究对象功能性动作模式中的不对称性和功能障碍，基于研究对象的技术学习和专项训练特点，运用 FMS 测试找出他们普遍存在的运动功能障碍，进而提出改进身体功能训练的内容和方法，完善其动作模式，降低运动损伤发生的概率，为教学和训练提供科学的指导[⑦]。

①　戚孙恺 . 对高中体育特长生的功能动作筛查与训练促进的实验研究 [D]. 北京：北京体育大学，2017.

②　张磊 .FMS 功能测试对人体基本动作模式的筛查方法述评 [J]. 内蒙古师范大学学报（自然科学汉文版），2014，43（5）：643-646.

③　张磊 .FMS 功能测试对人体基本动作模式的筛查方法述评 [J]. 内蒙古师范大学学报（自然科学汉文版），2014，43（5）：643-646.

④　朱建伟，周春梅 . 功能性动作筛查在国内的研究进展 [J]. 冰雪运动，2016，38（2）：58-62.

⑤　周小青，张冬琴，许昌勇，等 . 功能动作筛查在体育运动中的研究述略 [J]. 运动，2016（21）：1-2.

⑥　Gray Cook. 动作——功能动作训练体系 [M]. 张英波，梁林，等，译 . 北京：北京体育大学出版社，2011.

⑦　韩冰楠 . 功能性动作筛查在体育专业大学生身体功能训练中的应用研究 [J]. 少林与太极（中州体育），2015（7）：52-56+60.

3.3.2.3　FMS 应用于健身气功习练人群锻炼效果评价和运动处方研究的可能性探讨

作为可以综合检查人灵活性和稳定性，发现人体动作代偿和不对称的一种测试方法[①]，功能动作筛查可用来找出机体弱链以及机体的不对称、不平衡情况，经过优化动作模式使得运动者的核心稳定、支柱力量、关节灵活性和稳定性的协调发展等要素更加有效、经济和稳定，从而来提高运动者整个身体动力链的能量传输效果[②]。

另外，从 FMS 的效能来看，它可以作为制订训练计划的切入点和实施训练的逻辑起点，尽管设计者最初设计的功能动作筛查由 7 个动作构成，但它能够很好地评价动作模式的质量，而且测试工具和程序都非常简便，尤其是测试动作模式将日常的身体活动与竞技运动动作进行了科学整合，不仅具有力学特征，而且还将人体运动的协调性或有活力的动作融入日常生活中[③]。立足此理论基础，FMS 是可以为科学制定功能矫正性运动处方提供依据的，从而弥补运动健身者自身的"短板"。

基于此理论，可以设想，在中老年健身气功习练人群中，虽然许多习练者能完成各种不同的健身气功动作，体现出较强的运动能力，但因为年龄导致的身体机能水平的下降，因为锻炼习惯导致的动作不到位等，还存在一些不能有效完成功能动作筛查中动作的情况，这就有可能使这些中老年健身气功习练者在 FMS 筛查中某些方面的评分较低。如果在今后的习练中，他们并不能清楚地了解自身前一段健身气功的习练情况和锻炼效果，那么就需要通过代偿性方式完成相应的动作，若这些代偿性动作长期持续的话，那么他们的非标准的运动模式就会被强化，身体不能均衡发展，从而降低健身的习练效率，并可能因此造成一定的伤害[④]。

因此，今后可尝试利用功能动作筛查系统，检测识别中老年健身气功习练者的功能局限和身体不对称，发现个体的动作模式控制能力、稳定性、平衡性等基本能力方面的不足，通过对其动作质量进行评估，进而评价其健身效果。

3.3.3　研究前景

迄今为止，FMS 测试作为一种低成本、易操作的测试方法，目前在国内主要应用于竞技体育领域、军事体能训练领域、警察院校体能训练中，在这些特殊领域中其研究方向主要集中在预防运动损伤的应用性研究，在基础研究方面和群众体育领域研究较少，其受益人群相对较窄[⑤]。因此，本课题选取社区中老年健身气功习练人群为研究对象，在对其进行调查、测量的基础上，尝试利用功能性动作筛查系统，检测识别中老年健身气功习练者的局限性功能动作和身体的不对称，发现个体的动作模式控制能力、稳定性、平衡性等基本能力方面的不足，通过对其动作质量进行评估，进而评价其健身效果，并有针对性地寻找出相对应的健身气功动作，一方面为今后研制个性化的健身气功"纠正性"运动处方提

① 黎涌明，资薇，陈小平. 功能性动作测试（FMS）应用现状 [J]. 中国体育科技，2013，49（6）：105-111.
② 周小青，张冬琴，许昌勇，等. 功能动作筛查在体育运动中的研究述略 [J]. 运动，2016（21）：1-2.
③ 朱海明，尹军，木志友，等. 功能性动作筛查在特警队员身体训练中的应用研究 [J]. 北京体育大学学报，2013，9（36）：140-144.
④ 郭选选. 儿童青少年羽毛球运动员功能性训练的实验研究 [D]. 北京：北京体育大学，2017.
⑤ 朱建伟，周春明. 功能性动作筛查在国内的研究进展 [J]. 冰雪运动，2016，38（2）：58-62.

供参考，另一方面将会为健身气功运动的进一步科学、深入、广泛地开展提供有力的科技支撑。

3.3.4 研究对象与方法

3.3.4.1 研究对象

本研究从沈阳市市区 6 个健身气功习练点（它们分别是沈阳市和平区阳春园健身气功习练点、沈河区八一公园辅导站、和平区西塔辅导站、铁西区克俭公园辅导站、铁西区劳动公园辅导站、苏家屯区奥园辅导站）选取 45 名 40～69 岁身体健康、具有一年以上锻炼经历的健身气功健身锻炼者自愿参与，其中男性 12 名、女性 33 名。同时，招募 40 名 40～69 岁身体健康、可进行适宜运动，但以前无系统体育锻炼史的中老年人为对照组，其中男性 15 名、女性 25 名。

本研究纳入标准：所有参与试验人员近半年均无深感觉障碍、前庭、小脑病变、眩晕、梅尼埃病以及心理障碍等情况，或虽有但已得到良好的控制（无后遗症）；无长期服用影响骨代谢的药品和患有影响骨代谢的疾病；无血脂异常和服用降血脂药物[①]。所有参与研究的人员都签署了《自愿参与研究知情协议书》。两组研究对象基本情况分别见表 3-26 和表 3-27。

表 3-26　健身气功组中老年人基本情况表（$\bar{X}\pm SD$）

性别	人数	年龄（岁）	身高（cm）	体重（kg）	BMI	习练时间（年）
男	12	64.3 ± 5.53	169.1 ± 4.39	69.1 ± 4.81	24.2 ± 4.38	2.0 ± 0.8
女	33	58.2 ± 5.20	158.5 ± 5.02	63.4 ± 7.33	26.1 ± 5.05	2.1 ± 0.5

表 3-27　对照组中老年人基本情况表（$\bar{X}\pm SD$）

性别	人数	年龄（岁）	身高（cm）	体重（kg）	BMI
男	15	64.2 ± 4.30	170.2 ± 4.64	70.2 ± 5.93	23.9 ± 5.66
女	25	60.1 ± 4.15	157.9 ± 3.15	62.8 ± 6.54	26.8 ± 6.56

由表 3-26 和表 3-27 可见，两组间男、女研究对象的各项指标均无显著性差异（$P > 0.05$）。

3.3.4.2 研究方法

（1）文献综述法

根据本文所要解决的主要问题和研究目的，通过 PubMed、中国知网、维普、掌桥科研和万方数据库等对本研究的关键词：中老年人、体育健身、功能性动作筛查、FMS 和健身气功、健身效果评价等进行有关方面的文献进行检索和收集，查阅了大量有关体育健身、功能性动作筛查等方面的资料，初步确定了应用功能性动作筛查对老年人习练健身气功的动作进行评估的可行性寻找理论依据；收集相关研究的文献资料，并查阅相关中医

---

① 王琪. 健身气功对绝经后女性静态平衡能力的研究 [D]. 沈阳：沈阳体育学院，2014.

类和传统健身功法类的书籍文献，大致了解了前人对于该方向的研究现状和最新的研究进展，为本研究的整体选题、研究思路、实验方案设计、数据统计分析和撰写提供理论依据。

（2）访谈法

与多年从事健身气功指导、教学的专业人士进行交流，确定纠正性习练的动作选择方案（原则上选择与7个功能性动作筛查动作最相近的健身气功动作为主），并请专家对拟定的纠正性方案提出修改意见。

（3）测试法

使用 FMS 测试工具，深入社区健身气功练习站点，对健身气功练习人群和对照组老年人进行测试，并记录 FMS 测试评分。由沈阳体育学院实验管理中心专业人员对研究对象进行监测和测试。

3.3.4.3　测试方案

由功能性动作筛查的7个动作组成：深蹲、跨栏架步、直线弓步蹲、肩灵活性、主动卧直腿抬高、控体俯卧撑、转体稳定测试，对中老年习练者的基础运动能力（灵活性和稳定性）进行评价。

功能性动作筛查的7个测试动作中有5个测试和通过性测试均为左、右双侧测试，记录双侧初始分数中最低的一项为最终测试成绩。通过性测试不进行评分，仅仅用来观察受试者是否有疼痛反应，"+"代表产生疼痛，为阳性；"−"代表无疼痛，为阴性。如出现"+"，对应的测试评分则为0分。评分标准分为0～3分4个等级：3分对应为能够按照要求完成动作；2分对应为受试者可以完成动作，但是出现了动作代偿；1分对应为不能完成动作；0分为出现疼痛[①]。

3.3.4.4　质量控制

由3名接受过专业功能性动作筛查培训的人员分别对参与实验的健身气功组和对照组中老年人进行 FMS 动作讲解、演练，待研究对象了解所有动作后，要间隔一天再进行测试。测试当天，由这3名培训的人员，根据功能性动作筛查的指标对受试者进行检测，检测环节严格依据测试相关要求，并通过视频回放方式对测试分数进行再次评估和动作分析，减少实验误差。

3.3.4.5　数据统计处理

使用统计软件 SPSS 22.0 对数据进行统计学分析。数据统计结果以均数 ± 标准差（$\overline{X} \pm \mathrm{SD}$）表示，显著性水平为 $P < 0.05$。结果描述以百分比形式表示。

3.3.5　研究结果

3.3.5.1　习练健身气功的中老年人功能性动作筛查结果

对进行健身气功习练的45名中老年人进行功能性动作筛查，测试结果见表3–28。

---

① 黎涌明，资薇，陈小平. 功能性动作测试（FMS）应用现状 [J]. 中国体育科技，2013，49（6）：105-111.

表 3-28 测试对象功能性动作筛查测试结果（$\overline{X}\pm SD$）

		男	女	总体
深蹲		2.14 ± 0.35	2.25 ± 0.36	2.15 ± 0.36
跨栏架步	左	2.2 ± 0.2	2.4 ± 0.5	2.3 ± 0.3
	右	2.1 ± 0.15	2.5 ± 0.4	2.35 ± 0.2
直线弓步蹲	左	2.2 ± 0.32	2.1 ± 0	2.15 ± 0.1
	右	2.3 ± 0.35	2.4 ± 0.27	2.3 ± 0.3
肩灵活性	左	2.25 ± 0.2	2.5 ± 0.15	2.25 ± 0.3
	右	2.35 ± 0.3	2.6 ± 0.26	2.4 ± 0.6
主动直腿抬高	左	2.2 ± 0.2	2.3 ± 0.2	2.15 ± 0.2
	右	2.4 ± 0.4	2.6 ± 0.35	2.25 ± 0.3
控体俯卧撑		2.1 ± 0.45	1.85 ± 0.27	1.95 ± 0.36
转体稳定	左	1.65 ± 0.2	1.55 ± 0.3	1.6 ± 0.25
	右	1.85 ± 0.45	1.65 ± 0.3	1.75 ± 0.35
总分		14.64 ± 3.45	14.95 ± 2.6	14.8 ± 4.5

从总体上看，全体中老年习练者功能性动作筛查的平均得分是 14.1 ± 4.5 分，最高分为 19 分，最低分为 11 分。除转体稳定这个指标外，男、女测试者其他 6 个指标得分较高，都超过了 2 分，提示大部分测试者都可以在代偿状态下完成相关动作的水平；女性习练者肩灵活性和跨栏架步得分要高于男性习练者；男性习练者控体俯卧撑和转体稳定平均分高于女性。

3.3.5.2 对照组中老年人功能性动作筛查结果

对照组中老年人进行功能性动作筛查，其测试结果见表 3-29。

表 3-29 试验对象功能性动作筛查测试结果（$\overline{X}\pm SD$）

		男	女	总体
深蹲		1.1 ± 0.25	1.0 ± 0.45	1.05 ± 0.35
跨栏架步	左	2.0 ± 0.3	2.1 ± 0.5	2.05 ± 0.3
	右	2.0 ± 0.2	2.0 ± 0.4	2.0 ± 0.25
直线弓步蹲	左	1.5 ± 0.5	1.7 ± 0.4	1.6 ± 0.45
	右	1.8 ± 0.4	1.9 ± 0.3	1.6 ± 0.35
肩灵活性	左	1.8 ± 0.2	2.2 ± 0.15	2.0 ± 0.3
	右	1.9 ± 0.3	2.3 ± 0.26	2.1 ± 0.6

		男	女	总体
主动直腿抬高	左	1.9 ± 0.6	2.0 ± 0.2	2.0 ± 0.2
	右	2.0 ± 0.8	2.0 ± 0.3	2.0 ± 0.3
控体俯卧撑		1.7 ± 1.2	1.3 ± 0.4	1.6 ± 0.2
转体稳定	左	1.3 ± 0.2	1.25 ± 0.3	1.3 ± 0.5
	右	1.4 ± 0.4	1.3 ± 0.3	1.3 ± 0.5
总分		11.3 ± 2.5	11.45 ± 3.6	11.4 ± 5.5

从总体上看，对照组中老年人功能性动作筛查的平均得分是 11.4 ± 5.5 分，最高分为 16 分，最低分为 8 分。其中跨栏架步、肩灵活性和主动直腿抬高三个指标，男、女测试者平均分较高，都接近 2 分，提示多数老人属于可在代偿状态下完成相关动作的水平；女性老年人肩灵活性得分要高于男性；男性老年人控体俯卧撑平均分高于女性。

由表 3–28、表 3–29 可见，与对照组相比，健身气功组的中老年人 FMS7 个指标的筛查得分均处于较高水平。

3.3.6　讨论与分析

事实上，可以通过功能性动作筛查来观测受试者动作的基本运动、身体控制、动作稳定等方面的表现，再通过对筛查结果进行评价与分析后，找到观测对象身体相对薄弱的环节和疼痛的部位，并对其进行针对性的纠正和治疗，从而达到提高受测者的运动能力、预防运动损伤的目的。在本研究中，通过对中老年健身气功习练人群进行 FMS 功能筛查，获得了相关的测量结果，下面结合健身气功功法特点对其进行分析，尝试对健身气功习练人群的锻炼效果和不足进行评估。

3.3.6.1　深蹲

深蹲是评估受试者功能动作的灵活性、身体两侧的对称性、核心躯干的稳定性、上下肢同时动作的协调性以及大腿相关肌群力量的筛查动作，大腿的相关肌群主要表现为股二头肌、股四头肌的力量。功能动作的灵活性和身体两侧的对称性表现在肩关节、髋关节、膝关节、踝关节等各关节上，在测试过程中受试者任何一个关节的受限或力量不足都会出现其他部位代偿的情况[1]。

在本研究中，健身气功组中老年人深蹲的总得分为 2.15 ± 0.36，远高于对照组的得分，究其原因是与两组中老年人的运动习惯有关，对照组平时无系统的体育锻炼，从事家务或日常行动时少做蹲起动作或动作不到位，而健身气功各类功法中就有很多结合膝、髋、肩等关节和肌肉群活动的动作，例如，八段锦训练中"双手托天理三焦"中，上肢两手交叉上托和体侧下落，与下肢两膝伸直和微屈相配合，一起一落、一伸一屈，多年习练

---

[1]　胡诗蕾. 八段锦对普通老年人动作模式影响的实验研究 [D]. 武汉：武汉体育学院，2023.

八段锦老年人通过习练此动作，提高了膝关节的稳定性和上下肢相互配合的协调性；两手交叉上托保持拉伸的动作，可以在一定程度上改善两侧肩关节的柔韧性，与过顶深蹲里两手握杆上举的动作类似，提高身体两侧的对称性[①]。

3.3.6.2　跨栏架步

跨栏架步筛查主要是评估受试者的髋关节、膝关节、踝关节双侧功能灵活性和稳定性以及动态平衡性。在本研究中，健身气功组女性习练者的得分高于男性，这与女性中老年人参与度高、平时坚持习练健身气功有关。在以往的研究中，我们通过调查已发现这个问题，女性习练者对健身气功的认可度和参与度都高于男性。结合健身气功功法动作特点，不难分析习练健身气功老人跨栏架步得分高于对照组老人的原因：多数功法习练时起始动作都要求两脚自然松静站立，到重心转移变为两脚开立，屈膝下蹲成马步，之后进行下面的动作，同时还会多次出现重心转移、单脚开步站立等动作，所谓"下盘稳"。这就能提高老年人下肢力量和平衡能力，也就是说提高了健身气功组老人完成跨栏架步动作时支撑腿的稳定性，从而提高其 FMS 跨栏架步动作的得分。

3.3.6.3　直线弓步蹲

直线弓步蹲测试是评估基本动作模式弓箭步的指标，在交叉模式下两腿一前一后分腿下蹲，在重心下移的过程中，受试者上肢脊柱与下肢髋膝踝关节稳定性、灵活性不足以及躯干核心区域和下肢缺乏力量，受试者都会产生代偿或是难以维持身体稳定与平衡并完成正确动作[②]。在本研究中，两组老人的右腿得分均好于左腿，这与大多数人都是右利腿有关，而健身气功组老人的得分高于对照组，这也与其长期习练健身气功有一定的关系，健身气功多数功法动作中的马步下蹲就是要锻炼腰腹、臀部以及股四头肌等肌肉力量。膝关节和踝关节原地换重心，左右两腿开立的练习，以及每一次左右两腿重心的转移，这些动作的长期训练不仅能提高下肢关节和髋关节的灵活性、稳定性，还能促进本体感觉神经肌肉，整体提升老年人稳定性[③]。

3.3.6.4　肩灵活性和主动直腿抬高

肩灵活性是通过上肢肩关节在屈曲、外展、外旋的动作模式下的最大活动程度的考察，检测受试者肩胛骨、肩关节、胸椎和颈椎的灵活性，同时评估上背部、胸部肌群以及相关筋膜的柔韧性[④]。在本研究中，两组老人的肩灵活性测试得分均很高，这与日常活动中上肢活动范围和屈伸幅度更大有关。同时，通过对比两组研究对象左右两侧得分发现，受试者普遍存在右侧肩灵活性优于左侧的情况，推测也与右利手有关，这样右手的各项机能保持得更好。

主动直腿抬高主要检测上抬腿侧大腿后侧腘绳肌、小腿三头肌的柔韧，平放侧髋关节的伸展能力和臀部腰部筋膜的柔韧性，以及盆骨和髋部的稳定性[⑤]。健身气功的功法要求做

---

① 胡诗蕾 . 八段锦对普通老年人动作模式影响的实验研究 [D]. 武汉：武汉体育学院，2023.
② 胡诗蕾 . 八段锦对普通老年人动作模式影响的实验研究 [D]. 武汉：武汉体育学院，2023.
③ 胡诗蕾 . 八段锦对普通老年人动作模式影响的实验研究 [D]. 武汉：武汉体育学院，2023.
④ 胡诗蕾 . 八段锦对普通老年人动作模式影响的实验研究 [D]. 武汉：武汉体育学院，2023.
⑤ 胡诗蕾 . 八段锦对普通老年人动作模式影响的实验研究 [D]. 武汉：武汉体育学院，2023.

动作时，多以绵延不停为主，在此过程中，对习练者下肢的肌肉有一定的拉伸动作练习，这样就增强了习练者下肢左右两侧的力量和柔韧性。

3.3.6.5 控体俯卧撑和转体稳定

控体俯卧撑主要反映矢状面的动作模式，核心肌群发力带动全身肌群（主要是胸背），并且以俯卧撑起的动作，在闭链动作模式的动态过程中，检验受试者两侧肩胛骨的稳定性和躯干核心部位力量及躯体矢状面内的稳定性控制能力[1]。随着年龄的增长，老年人躯干核心部位力量下降明显，对上肢和下肢的肌肉力量失代偿，这是两组老人俯卧撑得分都不高的原因。另外，两组中女性控体俯卧撑得分均远低于同组男性，究其原因是控体俯卧撑相对于单纯的俯身俯卧撑来说，对全身肌肉协调发力的要求更高，而实际上无论年龄多大，在力量素质上，女性均不如男性，这是性别上的差距，因此，无论是健身气功组还是对照组，在测试过程中，很多女性老年人都会因力量和稳定性差，躯体很容易无法撑起，甚至失去平衡。同时，对于健身气功组老人来说，虽然习练健身气功增强了身体的柔韧性，但对肌肉力量的提升来讲，健身气功的功法动作强度和负荷都差很多，导致核心区域肌群力量无法形成足够的运动链，因此控体俯卧撑得分不高，特别是女性。这提示，在健身气功练习时，应有针对性地加入一些力量训练，以弥补核心区域肌群力量的不足。

转体稳定测试主要是对人体多个维度和平面的身体整体的协同性以及肌肉功能链的考察，同时评估腰椎—盆骨—髋关节的身体核心区域以及稳定性和平衡性[2]。在本研究中，我们发现在 FMS 的 7 项测试指标中，两组测试对象的得分，无论男女还是总分，该项测试的平均成绩都是最低的。究其原因是该指标的好坏与腰椎—盆骨—髋关节的身体核心区域以及稳定性和平衡性有密切关系。事实上，随着年龄增长，中老年人的核心区域表现出肌力快速退化，是平衡性、稳定性增龄性下降重要因素，由于躯干部位能力的下降，会产生代偿动作，增加上、下肢的支撑部位，如肩、膝、腕等关节的负担，使稳定性更差[3]。此项指标的结果提示，不管是习练健身气功的老人，还是普通老人，都有必要有针对性地加强核心肌力的训练，从而提升腰腹和下肢肌肉力量，通过增强全身动力链效率来维持脊柱和盆骨稳定性，提高平衡能力，防止跌倒等恶性事件的发生。

3.3.7 结论与建议

3.3.7.1 结论

在中老年健身气功习练人群中可尝试利用 FMS 功能动作筛查系统，检测识别中老年健身气功习练者的功能局限和身体不对称，通过对其动作质量进行评估，从而发现其个体的动作模式控制能力、稳定性、平衡性等基本能力方面的不足，进而评价其健身效果。

---

① 胡诗蕾 . 八段锦对普通老年人动作模式影响的实验研究 [D]. 武汉：武汉体育学院，2023.
② 胡诗蕾 . 八段锦对普通老年人动作模式影响的实验研究 [D]. 武汉：武汉体育学院，2023.
③ 胡诗蕾 . 八段锦对普通老年人动作模式影响的实验研究 [D]. 武汉：武汉体育学院，2023.

3.3.7.2   建议

（1）利用其 FMS 各项功能动作筛查和评价的结果，针对这些中老年习练者在动作模式控制能力、稳定性、平衡性等方面的"短板"，遵照 FMS 纠正性训练的建议流程研制个性化的健身气功"纠正性"运动处方。

（2）在纠正性习练的动作选择上，建议与 7 个功能性动作筛查动作最相近的健身气功动作练习为主。

4 中老年人习练健身气功的健心效果研究

—— 健康中国视域下健身气功习练对中老年人群幸福指数的影响研究

健身气功是我国传统民族体育中的一种中小强度的运动。由于其独特的美感和延展性，一般认为它适合中老年人使用。因此，随着人口老龄化的加剧，研究健身气功对中老年人群身体健康和生活幸福感的影响，具有重要的现实意义。基于此，本研究探讨了健身气功对中老年人群幸福指数的影响。运用文献综述法、问卷调查法和访谈法。本研究分两阶段实施。

第一阶段：选取 160 名 45～75 岁身体健康、具有 6 个月以上锻炼经历的健身气功健身锻炼者进行调查，其中男性 55 名，女性 105 名，均为自愿参与本研究。使用自编问卷调查了健身气功练习者的人口统计学特征和生活质量，选择采用纽芬兰纪念大学幸福度量表对研究对象的幸福感进行调查。同时，在各社区随机采访了 60 名同年龄段的社区居民，请求他们配合填写相同问卷。其中男 25 名、女 35 名。

第二阶段：针对 2020 年新冠病毒流行的特殊情况，采用自编问卷结合情感平衡能量表对中老年习练者的情绪变化进行调查。本次调查利用问卷星软件，在微信群中进行，主要针对 6 个健身气功习练点的居家习练者，共回收问卷 156 份。通过本次调查可了解健身气功对中老年女性人群释放生活压力、缓解焦虑等不良精神情绪的作用，进一步探讨特殊环境下习练健身气功对人群幸福感的影响。

4.1 中老年健身气功习练者幸福指数的相关情况调查与分析

健身气功锻炼可以成为提升中老年人幸福指数的有效手段之一。建议中老年人依据自身健康状况和兴趣爱好，选择一种或几种健身气功功法，长期坚持习练，这将有利于及时排除负面情绪，增进身体健康，提高个人幸福感[1]。

4.1.1 研究背景

在我国人口老龄化逐渐加剧的大背景下，老年人的健康问题已经越来越受到政府和社会各界人士的关注。2011 年国务院颁布的《全民健身计划（2011—2015 年）》中就已提出，

---

[1] 张美云，高亮.健身气功锻炼对老年人幸福感的影响[J].中国老年学杂志，2018，38（16）：3925-3927.

要重视老年人体育的发展，提高老年人的身心健康水平，从而减少我国人口老龄化带来的负面影响。在《全民健身计划（2016—2020）》和《"健康中国 2030"规划纲要》中，国务院再次明确指出，今后要大力推进老年宜居环境建设，统筹规划建设公益性老年健身体育设施，加强社区养老服务设施与社区体育设施的功能衔接，提高使用率，支持社区利用公共服务设施和社会场所组织开展适合老年人的体育健身活动，为老年人健身提供科学指导[1]。在此大背景下，作为运动医学工作者，更应大力推广"运动是良医"等理念，关注老年人科学健身的相关问题，研究制订并推广普及适合老年人的健身指导方案，使中老年人群能够通过简单、有效和直观的健身效果反馈，来发展身体、增进健康、增强体质和丰富文化生活，来提高满足感和生命质量。

健身气功是以增进身心健康为目的，以自身形体活动、呼吸吐纳、心理调节相结合为主要运动形式的民族传统体育项目[2]。2003 年 2 月，健身气功被国家体育总局认定为第 97 个体育运动项目。同时，在 2016 年国务院颁布的《"健康中国 2030"规划纲要》在第一篇第六章第二节就特别提到：要大力扶持推广太极拳、健身气功等民族民俗民间传统运动项目[3]，这充分体现了健身气功、太极拳等民族传统项目在发展群众健身休闲活动及丰富和完善全民健身体系中所发挥的重要作用。健身气功功法经过二十多年在全国的试行推广，吸引了各年龄段人群，特别是中老年人群的积极参与习练，成果喜人。研究已表明，习练健身气功不但有助于中老年人的身体各器官系统，例如骨关节和心血管系统的良性循环，防病治病[4]，而且可以改善中老年人抑郁、孤独、焦虑等不良心理状态，提高身体中枢神经系统的健康水平，帮助老年人建立社会人际交往的圈子，消除其孤寂感，有效提升老年人的生活满意感和幸福感[5]。

4.1.2　国内外研究现状和存在的主要问题

4.1.2.1　健身运动对锻炼人群幸福指数影响的研究现状

4.1.2.1.1　幸福指数的概念界定

幸福指数有广义和狭义之分。

狭义的幸福指数又叫国民幸福总值（Gross National Happiness，GNH），是反映老年人生活质量的重要心理学参数，是衡量幸福感受具体程度的主观指标数，常被视为体现主观生活质量的核心指标[6]。身体锻炼与幸福指数之间的关系应兼具自然属性和社会属性，它并不是简单的线性因果或相关的关系，二者的关系值得我们进行更深入研究[7]。

广义的幸福指数是生活质量的综合评价指标，由主观评价和客观测量构成，是对主观

①　张晓晨.影响海口市老年气排球运动参与动机的因子分析 [D].海口：海南师范大学，2019.

②　刘鑫，杜习乐.健身气功科研基地建设的必要性研究 [J].中华武术（研究），2016，5（12）：67-70.

③　中共中央国务院."健康中国 2030"规划纲要 [EB/OL].https：//www.gov.cn/zhengce/，2016.

④　张亚娟.健身气功对中老年人身心健康影响的研究 [J].中华武术（研究），2019，8（09）：80-82+79.

⑤　刘涛.冬季户外体育锻炼对北方地区老年人幸福感指数的提升 [J].冰雪运动，2013，35（06）：94-96.

⑥　杜敏敏.体育参与对山东省城市老年人幸福指数的影响研究 [D].曲阜：曲阜师范大学，2015.

⑦　杜景涛.浅析"健身运动"与"幸福指数"的研究现状 [J].当代体育科技，2013，3（14）：114+116.

幸福感的一种社会评价指标，是衡量幸福感受具体程度的主观指标数[1]，衡量人们对自身生存和发展状况的感受和体验[2]。幸福指数与体育参与有着密切的联系[3]。健身运动对幸福指数影响涉及情绪幸福感、认知幸福感、幸福流和心理幸福感等领域。

4.1.2.1.2 幸福指数影响因素

国民幸福指数受到许多因素的影响，主要包括经济因素、心理因素、人口因素、文化因素等，作为现代生活的重要内容，它不仅可以增强居民的身体素质、健全居民的心理素质，还可以促进一个地区的经济发展，它在提升国民幸福指数方面发挥着不可替代的作用[4]。在日常生活中，参加体育锻炼、使用体育服务等健身行为有利于提升健身者对个人健康状况、社会关系、个人成就等生活领域的满意度，进而促进个体的总体生活满意度，帮助其获得较高的主观幸福感[5]，从而影响健身人群的幸福感指数。

4.1.2.1.3 健身运动与幸福指数关系的相关研究现状

从 20 世纪六七十年代开始，越来越多的国内外学者关注到幸福指数领域的研究，他们主要是从情绪幸福感、认知幸福感、幸福流和心理幸福感四个方面对健身运动与幸福指数的关系进行研究[6]。

在 20 世纪 60—90 年代，在基于元分析方法对"有关健身运动与消极情绪（焦虑）的关系"的相关研究中，佩特鲁茨罗等人发现，急性和长期的有氧运动都能有效地降低个体的焦虑水平，而且对比放松练习，有氧运动对焦虑的效果更显著[7]。还有人在综述了80 项研究的元分析后也得出了类似的结论，即急性和长期性的锻炼都能有效地降低抑郁水平，而且需要得到心理帮助的特殊个体进行运动锻炼效果最明显。另外，还有学者分别对年龄在 50~85 岁之间的人群进行跟踪调查，综合分析得出，健身运动对生活质量有促进作用[8]。最早对健身运动的心理幸福感效应进行研究的是 McAuley 和 Rudolph，他们的研究结果也证实，身体锻炼有助于心理幸福感的培养和提升[9]。杨姣等人通过采用体育锻炼等级量表、精神幸福指数量表、心理弹性问卷，对 557 名社区老年人进行问卷调查后发现，体育锻炼可直接对老年人精神幸福感产生影响，还通过心理弹性对精神幸福感起间接作用[10]。

很多研究表明，运动者的最佳表现状态是体验到运动所带来的流畅感，不但有助于促进运动员技能的发挥，还可以帮助从事健身的各类人群获得身体锻炼带来的流畅体验。例

① 杜敏敏.体育参与对山东省城市老年人幸福指数的影响研究 [D].曲阜：曲阜师范大学，2015.

② 饶武元.社会稳定视角下的思想政治工作创新研究 [D].南昌：南昌大学，2012.

③ 刘涛.冬季户外体育锻炼对北方地区老年人幸福感指数的提升 [J].冰雪运动，2013，35（6）：94-96.

④ 袁跃，甄国栋.试论全民健身与国民幸福指数的关系 [J].体育文化导刊，2013（8）：28-30+34.

⑤ 邢晓燕，李晓天，王凯珍.2 种划分标准下不同人群健身行为主观幸福感的比较研究 [J].首都体育学院学报，2018，30（5）：388-394.

⑥ 杜景涛.浅析"健身运动"与"幸福指数"的研究现状 [J].当代体育科技，2013，3（14）：114+116.

⑦ 晏宁，毛荣建，毛志雄.身体活动与身体锻炼的情绪效应 [J].北京体育大学学报，2003（1）：30-32+73.

⑧ 杜景涛.浅析"健身运动"与"幸福指数"的研究现状 [J].当代体育科技，2013，3（14）：114+116.

⑨ 苗元江，海柳娟.健身运动的幸福指数效应研究 [J].医学研究与教育，2012，29（6）：55-59+78.

⑩ 杨姣，任玉嘉，李亚敏，等.体育锻炼对老年人精神幸福感的影响心理弹性的中介作用[J].中国临床心理学杂志，2021，29（01）：191-194+208.

如，昝海燕以 60～69 岁淮北男性老年人习练太极拳作为影响因素进行了实验研究，结果表明，太极拳锻炼对老年人的主观幸福感的认知维度，即生活满意感影响较小，对老年人的主观幸福感的情感维度影响较大，能提高老年人的总幸福度[①]。朱大梅通过对女大学生进行 8 周的有氧锻炼实验研究发现，研究对象在身体状况、身体自我效能、身体满意度、身体吸引力和力量方面都有了改善，身体自我描述良好，生活满意度有了一定程度的提高，这提示每周适当地参加体育锻炼可以有效地提高女大学生的身体健康和生活满意度[②]。

综上可知，在以体育锻炼为中介变量的研究发现，体育锻炼对老年人心理幸福感所产生的良好影响作用，是通过体育锻炼提升了老年人的身体素质从而加强了自尊所获得的，这也提示体育锻炼对老年人的心理幸福感会起到间接的影响作用[③]。而针对幸福指数的健康变量，很多研究学者认为，身体健康与主观幸福感呈正相关。陈新富和刘静等人通过研究发现：太极拳运动可减缓老年女性心理负性状态，使正性情感、正性体验的得分和幸福总分明显上升[④]。

由此可见，体育运动不但能通过各种形式、各种强度、各种情景下的身体锻炼，来改善身体素质、开发自我潜能，更能通过运动锻炼拓展人际交往，促进自我成长，来满足人们生活的实际需要，提升效能感和培养能力感，从而提升锻炼者的幸福感[⑤]。

4.1.2.2　存在的主要问题及研究前景

随着退休年龄的到来，中老年人走下工作岗位，而面对激烈的社会竞争和生活压力，子女没有时间陪伴父母，导致离开集体生活的中老年人不可避免地产生不同程度的心理上的孤独感，生活质量随之下降。目前，作为反映老年人生命质量的一个重要指标，幸福指数体现了老年人对其健康、生活状况及生存质量的自我评价和期望。

因此，本研究选取社区中老年健身气功习练人群为研究对象，在对其健身气功习练的时间、强度和频率与幸福指数的关系进行调查的基础上，尝试探索健身气功习练对中老年人群的身体素质、生活质量、成就感、社会人际关系和安全状况等幸福指数的几个维度的不同影响，其研究结果将会对今后进一步提高中老年习练人群的健康水平和生活幸福感，在全民健身中推广和普及健身气功功法，使之更好地符合"健康中国"建设的战略起到一定的促进作用。

4.1.3　研究目的和意义

基于此，有必要立足于中老年人群，开展习练健身气功对其幸福指数影响的研究，以便探索利用幸福指数来反馈健身气功习练人群的锻炼效果和质量，以促进健身气功运动的可持续发展，以及在健康中国视域下充分发挥健身气功的优势功能，为今后有针对性地研制健身气功运动处方提供一定的参考，为健身气功在全民健身中的科学化发展和推广提供

---

① 昝海燕.太极拳对老年人的体质及幸福指数的影响 [J]. 内江科技，2011 (1)：37+67.

② 朱大梅.八周有氧锻炼的效果评价——体育锻炼对女大学生身体自我和生活满意度的影响 [J]. 当代体育科技，2006，21 (4)：105-107.

③ 杜景涛.浅析"健身运动"与"幸福指数"的研究现状 [J]. 当代体育科技，2013，3 (14)：114+116.

④ 焦盼盼.济宁市中区老年人体育锻炼与幸福指数的研究 [D]. 西宁：青海师范大学，2016.

⑤ 杜景涛.浅析"健身运动"与"幸福指数"的研究现状 [J]. 当代体育科技，2013，3 (14)：114+116.

依据。

4.1.4　研究对象与方法

4.1.4.1　研究对象

本研究选取沈阳市市区 6 个健身气功习练点，它们分别是沈阳市和平区阳春园健身气功习练点、沈河区八一公园辅导站、和平西塔辅导站、铁西区克俭公园辅导站、铁西区劳动公园辅导站、苏家屯区奥园辅导站。这 6 个习练点与本课题组合作多年，已支持本团队圆满地完成了 2014 年、2016 年健身气功管理中心两项科研项目，同时，健身点指导员认真负责，习练人群较为固定，特别是女性人数较多，习练时间较长。在研究中，我们初选研究对象为 45～75 岁，具有半年以上健身气功运动经历的 300 多名健身气功习练者。本研究纳入标准为：近半年均无深感觉障碍、前庭、小脑病变、眩晕、梅尼埃病以及心理障碍等情况，或虽有但已得到良好的控制（无后遗症）；无长期服用影响骨代谢的药品和患有影响骨代谢的疾病；无血脂异常和服用降血脂药物 [1]。

本课题组从 2019 年 11 月—2020 年 1 月，历时 50 天，向上述 6 个健身气功站点的全部练习者发放调查问卷 200 份，回收问卷 160 份。通过对回收问卷的初步统计可知，参与本研究的健身气功习练者年龄跨度较大，个别年龄段人数可能会较少，这对统计结果会有一定的影响。

同时，在各社区随机采访了 60 名同年龄段的社区居民，请求他们配合填写相同问卷。其中男 25 名、女 35 名。

4.1.4.2　研究方法

4.1.4.2.1　文献综述法

在本课题研究的过程中，根据需要以"中老年人""老年人""体育健身""幸福指数""健身气功""心理状态"等为关键词，从中国知网全文数据库检索近二十年与本研究相关的文献两万余篇，将其归纳为三大类，经筛选后下载，供本课题组成员阅读，为研究提供参考。其中中老年健身 + 幸福指数方面文献共 255 篇，健身气功 + 幸福指数方面的文献 73 篇，健身气功 + 心理状态方面的文献 42 篇。通过查阅大量相关文献书籍，为本研究的整体选题、研究思路、调查方案设计、调查问卷编制和心理量表选择、数据统计分析和撰写提供理论依据和参考。

4.1.4.2.2　访谈法

专家访谈法：通过走访面谈、电话访谈和线上微信联系等形式，采访了从事民族传统体育健身气功教学、研究方面的专业人士，以及运动心理学方面的专家，对研究健身气功及幸福指数等方面的相关理论和实践，以及如何制定健身气功及幸福指数的调查问卷进行了咨询，取得了宝贵的意见，在研究中量表的筛选及使用方式、选出最恰当的心理量表等方面获得了有价值的指导，为研究奠定了坚实的科学理论及实践基础，保证本研究高质量的完成。

---

[1]　王琪. 健身气功对绝经后女性静态平衡能力的研究 [D]. 沈阳：沈阳体育学院，2014.

群众访谈法：为制定调查问卷，走访了沈阳市各大健身气功习练点的骨干习练人群，了解目前健身气功的习练现状，以获取第一手资料。

4.1.4.2.3　问卷调查法

因本研究以中老年人群为研究样本，所以使用问卷要简明扼要。基于此原则本课题组设计了《习练健身气功对中老年人群幸福指数影响情况的调查问卷》。问卷拟分为两部分。

第一部分：①人群的基本情况调查，主要了解研究对象的基本情况，例如性别、年龄、婚姻、教育水平、经济收入、健康状况等；②人群的生活质量调查，主要调查习练者的人际关系、社会参与状况等。

第二部分：中老年人群健身气功习练现状调查 + 心理量表。本问卷的回答时间控制在 25min 内，内容主要包括健身气功习练的动机及内容、强度、频率和"纽芬兰纪念大学幸福度量表"测量。"纽芬兰纪念大学幸福度量表"由纽芬兰纪念大学 Kozma 编制，以情感平衡理论为基础，从被调查者的个人健康、精神状况、对未来的希望等方面进行调查，由 24 个条目组成，其中有 5 个反映正性情感，5 个反映负性情感，7 条反映正性体验和 7 条反映负性体验，量表采用三级计分，即"是 = 0，不知道 = 1，否 = 2"，总幸福度 = 正性情感得分 – 负性情感得分 + 正性体验得分 – 负性体验得分 +24[①]；量表各维度内部一致性系数为 0.800 ~ 0.859，重测信度为 0.758。量表具有良好的同质性信度。本量表可以用于对老年人的主观幸福感的测量，在老年人生活质量的诸多影响因素中，心理健康为决定因素，而衡量个体生活质量最重要的综合性心理指标是主观幸福感[②]。由此可见，这个指标是可以对老年人幸福感指数进行测量和评价的，经筛选后在本研究中用来进一步反映健身气功习练对中老年幸福指数的影响。

4.1.4.3　质量控制

由于研究对象年龄大，调查过程中对研究对象的控制和合格问卷的获取需要各方紧密配合；调查前向研究对象说明本研究的意义，取得支持，以保证问卷内容真实性。

该调查无法对参与调查的中老年人和研究人员进行设盲，所以只能对数据收集、分析人员设盲。数据的收集与分析人员分离，按照编号 A 组或 B 组进行数据收集和统计分析，最后由质量监控人员进行破盲。

调查问卷均由专业人员进行评估监控，在数据录入环节，将问卷星分析统计的数据转换成 Excel，进行简单的数据处理后导入 SPSS 22.0 建立数据库，由 2 名数据分析员分别进行数据录入以保证最终的录入结果一致。

4.1.4.4　数据统计处理

使用统计软件 SPSS 22.0 对数据进行统计学分析。数据统计结果以均数 ± 标准差（$\overline{X} \pm SD$）表示，显著性水平为 $P < 0.05$。调查问卷调查结果以百分比形式表示。根据不同情况采用描述性分析、多组间方差分析进行分析。

---

① 张美云，高亮 . 健身气功锻炼对老年人幸福感的影响 [J]. 中国老年学杂志，2018，38（16）：3925-3927.
② 朱蕾 . 不同健身方式对老年人主观幸福感的影响研究 [D]. 武汉：长江大学，2016.

4.1.5　研究结果与分析

4.1.5.1　健身气功练习者调查问卷的发放情况分析

　　本次研究期间，共发放调查问卷 200 份，回收问卷 168 份，其中有效问卷 160 份。调查问卷的发放与回收的具体情况见表 4-1。

表 4-1　调查问卷的发放与回收情况

健身站点	问卷发放 （份）	问卷回收 （份）	有效问卷 （份）	回收率 （%）	有效回收率 （%）
阳春园	50	48	48	96.0	100.0
八一公园	35	30	30	85.7	100.0
西塔公园	35	32	27	91.4	84.4
克俭公园	25	15	15	60.0	100.0
劳动公园	30	20	20	66.7	100.0
奥园	25	23	20	92.0	86.9
合计	200	168	160	84.0	95.2

　　由表 4-1 可见，与以前的研究相比，本次调查中 2 个站点问卷有效回收率低于 90%，问卷的有效回收率有所下降。实际上，健身气功参与者多为中老年人群，文化水平不高，反应能力和理解能力有一定的下降。与以往研究一样，由于我们的科研项目工作的开展与进行主要依托于健身气功练习者的配合，而人的社会性的客观存在，在没有有效的行政力的控制下，研究对象有效数量的保证成为本课题研究工作的一大难点。

　　在调查过程中，有专人对问卷内容进行了讲解，并全程陪同填写。调查问卷的回收情况也从一个侧面反映出一定的问题。

　　基于调查问卷反映出的问题，在随后的研究过程中，为了保证课题研究工作的顺利进行，我们按预先拟定的方案开展了一系列活动，如深入站点义务为健身气功习练者进行技术指导，开展健身气功理论知识讲座，参观体育学院院内场馆，等等，以吸引健身气功练习者配合研究工作，尽量减少研究对象的流失。总之，通过本次研究，课题组进一步积累了经验，这将为今后继续健身气功的相关研究提供参考，从而使相关研究能进一步完善和深化。

4.1.5.2　健身气功练习者习练健身气功的情况及分析

4.1.5.2.1　健身气功练习者进行健身气功习练的原因及目前身体状况分析

　　在回收的 160 份有效调查问卷中，健身气功练习者对习练原因及目前身体状况的相关问题的回答情况见表 4-2。

表 4-2　进行健身气功习练的原因及目前身体状况

	调查内容		人数	百分比
习练原因		朋友、邻居介绍	84	52.5%
		看别人练产生兴趣	46	28.8%
		电视、网络介绍	30	18.8%
睡眠情况	睡眠质量	很好	129	80.6%
		一般（偶尔失眠）	21	13.1%
		较差（经常失眠）	10	6.25%
	睡眠时间	5 小时以下	22	13.75%
		5~7 小时	128	80.0%
		7 小时以上	10	6.25%
健康状况		健康、无疾病	120	75.0%
		仍有慢性疾病、心脑血管疾病或其他疾病	40	25.0%

　　由表 4-2 可见，在接受调查的健身气功锻炼人群中，分别有 52.5% 和 28.8% 的人是通过朋友、邻居介绍或看别人练拳产生兴趣来参加健身气功锻炼的，这表明尽管网络、微信等新媒体在生活中已广泛使用，但因健身气功的习练人群是中老年人，对上述新媒体的接受滞后，更愿意相信和接受直观、形象的宣传，这提示进行健身气功推广时应更多地深入社区、公园、广场等公共场所，利用教习、展板、讲座等直观宣传形式来吸引中老年人群的加入。同时上述调查结果也显示大多数人进行健身气功锻炼都属于主动参与行为，而非被动参与，这从习练者的健康情况的调查结果上可以看到坚持习练健身功所带来的身心的益处，多数人（93.7%）的睡眠质量很好，睡眠时间也能得以保证（86.25% 以上），尽管步入中老年，半数以上的习练者均保持健康状态。

　　心理学认为，主动性由个人的需要、动机、理想、抱负和价值观等推动形成[①]，是个体按照自己规定或设置的目标行动，而不依赖于外力推动的行为品质[②]。在本研究中，健身气功习练者的主动性往往会使他们能够积极地在较长时间内坚持习练而不放弃，同时人的主观幸福感的提升也来自对事情的坚持和不放弃所带来的一定的精神和情绪上的愉悦，因此，长期习练健身气功可以在一定程度上调节中老年人群的心理状态，为他们建立起一定的人际关系，促进中老年人身心健康的累积效应，进而不断提高老年人幸福感水平[③]。

4.1.5.2.2　健身气功习练者进行健身气功习练具体情况的分析

　　健身气功习练者进行健身气功习练的具体情况见表 4-3。

① 张玲. 高质量发展视阈下中小学有效教育科研的内涵、特征及提升策略 [J]. 现代教育管理, 2021（5）: 44-51.
② 方童. 呼和浩特市高校大学生入党积极分子党课教育现状调查研究 [D]. 呼和浩特: 内蒙古师范大学, 2019.
③ 张美云, 高亮. 健身气功锻炼对老年人幸福感的影响 [J]. 中国老年学杂志, 2018, 38（16）: 3925-3927.

表 4-3 健身气功习练者进行健身气功习练的情况

调查内容	具体情况	人数	百分比
每天习练的功法	1 种	100	62.5%
	2 种	38	23.75%
	3 种	12	7.5%
	4 种及以上	10	6.25%
每周习练次数	1～2 次	33	20.6%
	3～5 次	98	61.25%
	5～7 次	29	18.1%
每次习练持续时间	30min 以下	27	16.9%
	30～60min	112	70.0%
	60～90min	11	6.88%
	90min 以上	10	6.25%
每日每种功法习练遍数	1 遍	119	74.4%
	2 遍	29	18.1%
	3 遍	12	7.5%

　　健身气功作为中小强度的绵缓运动，研究表明其运动强度较低，如习练时间较短很难产生累积效应。因此，如果想通过健身气功习练提高老年人幸福感水平，那么就要求习练者参与健身气功锻炼持续的时间要足够，这是影响其效果的决定性因素[①]。在本研究中，由于有效调查者均具有 6 个月以上的健身气功习练经历，加之较为频繁的练习次数，他们中有 37.5% 以上的人能够熟练掌握 2 种或 2 种以上的健身气功功法。从习练者每周进行健身气功锻炼的次数的调查结果可以看出，每周进行 3 次以上健身气功锻炼的人数为 79.35%，根据运动处方制定要求（老年人有效的有氧运动频度为每周 3～5 次，运动时间为 40min/ 次），这表明在本研究中参与习练的绝大多数中老年女性练习次数已经满足了研究要求。从每次练习健身气功持续时间来看，习练 30～60min/ 次的健身气功练习者占 70.0%，每次进行 61～90min 健身气功练习的占 16.88%，合计有 83.1% 的习练者每次练习时间都能够达到有效的有氧运动时间。

4.1.5.2.3 习练健身气功后习练者的主观感受情况调查结果与分析

　　习练健身气功后习练者的主观感受情况调查结果见表 4-4。

---

① 张美云，高亮.健身气功锻炼对老年人幸福感的影响 [J].中国老年学杂志，2018，38 (16)：3925-3927.

表 4-4　习练健身气功后习练者的主观感受情况

调查内容	具体情况	人数	百分比
习练出汗情况	有发热感，没出汗	20	15.5%
	微微出汗	98	61.2%
	出透汗	42	23.3%
习练中开始发热或出微汗（秋冬季）	30min 以下	40	25.1%
	30～60min	106	66.2%
	60min 以上	14	8.7%
习练后身体感受	身体有轻快感	132	82.5%
	有些累，但舒服	18	11.2%
	身体沉重，很疲劳	10	6.3%

　　研究表明，心率加快会导致人体出现一系列生理变化，如身体发热、出现微汗、大汗、呼吸频率加快等。有调查研究表明，老年人在从事中小运动量的体育锻炼时，其主观锻炼体验会更加深刻，积极情绪较高、消极情绪降低，对生活充满希望和满足感。体育锻炼是帮助老年人达到身心健康、延年益寿的有效途径，是提高老年人生活质量、提升生活幸福感的一种重要手段[①]。由此可见，健身气功作为一种积极、健康、向上的体育锻炼方式，不仅可以改善老年人身体功能、增强人体抗病能力，而且有利于调节老年人情绪，改善人际关系，增进心理健康，提升幸福指数的水平[②]。

　　在本课题组前期有关中老年女性健身气功习练后心率变化情况的研究显示，运动过程中女性习练者的平均心率为 110.2 ± 3.8 次 /min，运动中最大心率为 135.1 ± 3.2 次 /min，出现在第 31～41min 健身气功·八段锦的练习过程中。以上结果可以在一定程度上反映出女性健身气功习练者的习练强度。曲绵域等人介绍老年人运动处方时也指出，中老年人运动最佳心率范围为 110～130 次 /min 之间[③]。

　　在本次研究中，针对上述习练强度结果对习练者的主观感觉的调查结果显示，在健身气功习练过程中，身体有发热的感觉但没出汗的人占 15.5%，微微出汗的人有 61.2%，出透汗的人占 23.3%。而对练健身气功时三种出汗程度时间进行了调查，在调查的秋冬时间段里，进行健身气功锻炼 30～60min 之内，有 66.2% 的人都能够微微出汗。练习结束后，有 82.5% 的人感觉身体轻快、有精神；只有 6.3% 的人有身体沉重、很疲劳的感觉。从习练者的主观感受情况来判断，中老年习练者健身气功习练强度基本上是可以承受的，而且对习练者的身体健康也起到有益的作用。

---

① 谭玉霞，崔冬雪，高峰．河北省部分城市老年人体育锻炼与生活幸福指数的相关性 [J]. 中国老年学杂志，2018，38（3）：737-739.
② 张美云，高亮．健身气功锻炼对老年人幸福感的影响 [J]. 中国老年学杂志，2018，38（16）：3925-3927.
③ 曲绵域，于长隆．实用运用医学．北京：北京大学医学出版社，2003.

4.1.5.3 健身气功练习者幸福感总评分情况和分析

健身气功练习者幸福感总评分情况见表 4-5。

表 4-5 健身气功习练者身体形态、机能、素质测试结果

		人数	正性情感	负性情感	正性体验	负性体验	幸福度总分
气功组	男	55	8.12 ± 1.14	1.75 ± 1.07	10.72 ± 2.12	3.14 ± 2.65	38.42 ± 8.10
	女	105	8.36 ± 1.83	1.46 ± 1.33	13.70 ± 1.96	1.58 ± 2.23	43.02 ± 5.71
对照组	男	25	7.30 ± 1.81	2.58 ± 1.24	10.95 ± 2.97	3.54 ± 2.67	37.11 ± 5.06
	女	35	7.84 ± 1.00	2.01 ± 1.46	11.11 ± 2.63	3.56 ± 2.89	37.22 ± 6.08

由表 4-5 可见，男、女健身气功习练组与对照组相比，在正性情感（男 t=2.102，P=0.025；女 t=2.110，P=0.035）、负性情感（男 t=-2.894，P=0.004，女 t=-1.894，P=0.015）、正性体验（男 t=3.712，P=0.000；女 t=3.412，P=0.001）和负性体验（男 t=-1.589，P=0.025；女 t=-4.589，P=0.000；）及幸福度总分（男 t=1.981，P=0.045；女 t=4.981，P=0.000）之间的差异有统计学意义。其中，男性健身气功习练在正性体验上存在极显著差异（P < 0.005），女性健身气功习练在正性体验、负性体验和幸福度总分上存在极显著差异（P < 0.005）。这表明健身气功习练人群"正性"维度得分和幸福度总分明显高于对照组，而"负性"维度得分明显低于对照组，表明健身气功锻炼可以显著提高老年人的幸福度。

幸福感来源于人在工作、社会关系、余暇休闲等社会生活领域中获得的满足[1]。有调查研究表明，老年人幸福的最基本条件是身体健康。体育锻炼作为老年人一种积极、健康、向上的生活方式，不仅可以改善老年人身体功能、增强人体的抗病能力，而且有利于调节老年人情绪，改善人际关系，增进心理健康，对中老年人群综合幸福指数的提高具有本质性的贡献。李金平等人对晨练老年人的调查表明，晨练组老年人的正性情感、正性体验得分高于对照组，而负性情感、负性体验得分低于对照组，总幸福度也高于对照组，且差异有统计学意义（P < 0.01），这提示晨练有利于提高老年人的正性情感和正性体验，减少负性情感和负性体验，有利于提高老年人的主观幸福度[2]。赵晓玲对成都市主城区老年人参加体育锻炼情况的调查也表明，老年人主观幸福感得分随着年龄增加总分越高，男性较女性得分高，随着锻炼量的增大主观幸福感总分越高[3]，这提示体育锻炼对老年人的主观幸福感有着积极的推动作用。本实验结果与上述调查结论基本一致。究其原因可知，各类健身气功（包括八段锦、易筋经、六字诀、五禽戏等）都是集体锻炼，可以使中老年习练者通过锻炼扩大自己的交流范围，从而让中老年人更方便地去结交朋友，并在锻炼过程中找到志同道合的朋友，这样对提高锻炼的热情有很好的帮助[4]。同时，其他学者的调查研究结

---

① 张美云，高亮.健身气功锻炼对老年人幸福感的影响 [J].中国老年学杂志，2018，38（16）：3925-3927.

② 李金平，徐德均，邓克维.体育锻炼对老年人心理健康及幸福度影响 [J].中国公共卫生，2006（4）：390-391.

③ 赵晓玲.成都市主城区老年人体育锻炼与主观幸福感关系的研究 [D].成都：成都体育学院，2015.

④ 张亚娟.健身气功对中老年人身心健康影响的研究 [J].中华武术（研究），2019，8（9）：80-82+79.

果也显示，习练健身气功的老年人的生活质量也呈现较为健康的状态，这也充分证明了健身气功项目与其他体育健身项目一样，能促进老年人的身心健康，进而有效增强老年人的生活幸福感 [①]，从而提升他们的综合幸福指数。

4.1.6　结论与建议

4.1.6.1　结论

（1）通过调查结果得知，大部分中老年人愿意选择进行健身气功中的一种或几种功法进行健身锻炼。其原因主要是健身气功具备的运动强度适宜，对场地要求低，锻炼氛围好等，且中老年人接受程度较高。

（2）大多数习练者习练健身气功后的主观感受情况良好。良好的锻炼感受有利于调节老年人情绪，改善人际关系，增进心理健康，提升幸福指数的水平。

（3）中老年人参与健身气功锻炼后，习练人群的"正性"维度得分和幸福度总分明显提升，这表明习练健身气功通过改善身体健康状况来调节其消极状态与情绪，从而提高中老年人的主观幸福感。

4.1.6.2　建议

（1）中老年人的睡眠质量与主观幸福感呈正相关，两者相互作用、互相支撑，拥有了良好的睡眠质量，主观幸福感才会得到改善，幸福指数才会不断攀升。

（2）目前，健身气功习练人群中女性人数明显多于男性，其习练的幸福感也较强。在当前老龄化日益加重的社会背景下，为了更好地响应国家全面推进建设"健康中国"的号召，解决好所有中老年人的健康问题，体育工作者应利用各种机会在居民社区、中老年文化交流中心、养老院等场所大力推广健身气功习练，帮助更多的老年人加入健身锻炼之中，达到强身健体之目的，以减轻国家、社会和个人的负担。

4.1.7　其他相关研究成果

4.1.7.1　社区习练健身气功中老年人幸福指数影响因素探析

幸福感是生活质量的综合评价指标，由主观评价和客观测量构成。健身运动人群幸福感影响因素涉及情绪幸福感、认知幸福感、健身幸福感和心理幸福感等各领域 [②]。研究目的：本研究立足于幸福感各维度层面，对习练健身气功中老年人幸福感的影响因素进行分析探讨，为下一步对习练健身气功人群的健身效果进行一定的量化提供新的思路。研究方法：采用文献综述法、调查问卷法和综合分析法。研究结果：研究表明，中老年习练健身气功人群的个人因素和习练方案是影响其幸福感的两个主要维度。包括性别、年龄、婚姻状况、文化程度、收入等因素在内的个人因素对中老年习练健身气功人群的幸福感有较大的影响。问卷调查结果表明，健身气功习练人群中女性人数明显多于男性，其习练幸福感更强，这比较符合当前社会的现实状况，与目前工作岗位要求的女性早于男性退休相

[①]　张美云，高亮.健身气功锻炼对老年人幸福感的影响 [J].中国老年学杂志，2018，38（16）：3925-3927.
[②]　苗元江，海柳娟.健身运动的幸福指数效应研究 [J].医学研究与教育，2012，29（6）：55-59+78.

符合，退休人员在时间上的充裕以及身体状况的日渐下降，致使他们有更多的从事体育锻炼的行为出现；女性习练健身气功的年限明显要长于男性，这与女性习练者开始习练年龄低于男性、坚持练习普遍好于男性有关。而且多数习练者睡眠质量很好，睡眠时间也能得以保证，半数以上的习练者均保持健康状态。从健身气功习练方案来看，不同的习练强度、频率、时间、功法内容都会对中老年健身气功习练人群幸福感产生不同的影响。调查问卷结果表明，有 37.5% 以上的习练者能够熟练掌握 2 种或 2 种以上的健身气功功法，79.4% 的人每周进行 3 次以上健身气功锻炼，83.1% 的习练者每次练习时间在 30min 以上，在这类习练人群中，其幸福感更强。同时，该人群健身气功习练过程中，15.5% 的人身体有发热的感觉但不出汗，有 61.2% 的人微微出汗，23.3% 的人出透汗；在受调查的时间段（秋冬）里，有 66.2% 的人在进行健身气功锻炼 30~60min 之内都能够微微出汗。练习结束后，有 82.5% 的人感觉身体轻快、有精神；11.2% 的人感觉有些疲劳，但很舒服，这提示其健身气功的习练效果可能更佳。研究结论：在探索习练健身气功健身效果的操作简单、方便的评价指标时，幸福感可作为一个重要指标来反馈中老年健身气功习练人群锻炼效果。

4.1.7.2　健身气功锻炼对中老年妇女幸福指数的影响

健身气功是一种中小强度的中国传统民族体育运动项目。由于其独特的动作特点和运动强度，非常适合中老年人习练。因此，随着人口老龄化的加剧，研究健身气功对中老年妇女身体健康和生活幸福感指数的影响具有一定的现实意义。

研究目的：探讨健身气功对不同年龄段中老年妇女幸福指数的影响。

研究方法：本研究主要采用问卷调查法和试验测试法。105 名年龄在 45~69 岁之间的女性被分为 50 人的对照组和 55 人的健康气功组。采用 Campbell 等人编制的个人幸福指数量表 (IWB)，对中老年妇女习练 6 个月健身气功前后的幸福指数进行调查。

研究结果：通过 6 个月习练后，健康气功组幸福指数总分显著高于对照组（$P < 0.05$）。其中，55~64 岁女性的一般影响力指数和生活满意度得分最高（$P < 0.05$）。研究表明，健身气功锻炼能够增强女性的社会交往程度，尤其是 55~64 岁的女性，进一步提升了她们的心理健康水平，增强了她们的社会成就感。

研究结论：健身气功锻炼在提升中老年妇女体质水平的同时，还能提高她们的幸福指数。由于健身气功的积极作用，使之可以成为提高中老年人幸福感的有效运动方式之一。

4.2　新冠病毒流行期间中老年人群健身气功习练者幸福感的调查和分析

突发公共卫生事件会对人们身心和生活造成巨大影响。针对 2020 年新冠病毒流行突发的情况，本研究选择居家期间中老年人群为研究对象，调查了在特殊环境下，坚持习练健身气功对消极情绪的调节效果，验证了作为一种积极、良好的健身方式，习练健身气功可对老年人群自我调节情绪、合理宣泄情绪、防治严重的身心疾病有一定的增益效果，并在当时应对新冠病毒流行下产生的心理应激中发挥了积极作用，这将为今后中老年人习练健身气功的健心效果方面的研究提供新的思路和理论依据。

4.2.1　研究背景

2019 年 12 月起，新型冠状病毒性肺炎（Corona Virus Disease 2019，COVID-19）波及了全世界。2020 年 3 月份，世界卫生组织（World Health Organization）正式宣布，COVID-19 在当时已全球大流行。在国内，面对复杂严峻的形式，党和政府果断采取有力措施，坚决遏制了病毒的扩散蔓延。在 2020 年上半年，我们课题组考虑到当时环境下中老年人群体的心理、生活和行为等方面必然会出现一定的波动，从而影响他们的生活幸福感，于 2020 年 4 月 12 日 8 时—4 月 18 日 20 时对沈阳市居家坚持习练健身气功的中老年人群进行了相关问卷调查，以了解他们的身心情况、习练情况，以及坚持习练对其生活幸福感的影响等方面的情况，旨在为进一步提高中老年习练人群的健康水平和生活幸福感，在全民健身中更好地推广和普及健身气功功法，使之更好地符合"健康中国"建设的战略起到一定的促进作用。

4.2.2　国内相关研究现状

4.2.2.1　新冠病毒流行期间有关体育锻炼对中老年人群身体健康影响的研究状况

在新冠病毒肆虐之时，作为高危群体，中老年人整体表现为体质较弱和免疫力低下。为了更有效地防止中老年人群体受病毒侵害，相关学者和专家都提出，体育锻炼是提升中老年人身体素质、增进其身心健康的有效途径之一。对此观点，医学专家钟南山教授身体力行，给广大中老年人做出了榜样。在此次新冠病毒流行期间，钟老不但毫不犹豫逆行武汉，再战病魔，还利用媒体等各种渠道，号召大家加强体育锻炼，强身健体。作为一名 84 岁老人，钟老每周坚持进行体育锻炼三四次，他认为正是体育锻炼给了自己强健的体魄和坚强的意志，能保证在国家需要的时候挺身而出，为党和人民做出贡献。

基于此，有一部分学者敏锐地认识到这一研究课题的重要性，针对在新冠病毒流行背景下，体育锻炼的形式、方案和开展的途径等各方面，展开了相应的研究，这些研究对减少中老年人受病毒侵害、减轻社会公共服务体系和卫生健康体系压力有着直接的帮助[1]。例如，张陈坤就以江西省部分省直单位离退休中老年人为对象，在对离退休中老年人体育锻炼情况进行研究的过程中，针对遇到突发新冠病毒感染情况，及时提出了加强离退休中老年人参与体育锻炼的 4 点思考，不但给政府部门为促进中老年人体育锻炼制定支持政策提供参考，给社会各界为中老年人体育锻炼提供便利和帮助提供依据，为我国应对老龄化社会问题提供解题思路，更为新冠病毒流行背景下帮助中老年人强身健体提供了支持[2]。欢钰然对新冠病毒流行期间居家体育锻炼的价值作用进行思考后指出，居家体育锻炼具有增强体质、发展健康体能、提高免疫力、疏解心理压力、保持身体健康的价值意义，更提出新

---

① 张陈坤 . 离退休中老年人体育锻炼情况的调查研究 [D]. 南昌：南昌大学，2022.

② 张陈坤 . 离退休中老年人体育锻炼情况的调查研究 [D]. 南昌：南昌大学，2022.

冠病毒流行期间推广体育锻炼与健康方式，将为今后预防疾病，完成伟大复兴的中国梦打下坚实健康基础[①]。

另外，从相关新闻报道中了解到，新冠病毒流行期间，湖北武汉的方舱医院中，轻症和恢复期感染新冠病毒的患者由医务人员带领打起了太极拳、八段锦等传统武术，患者反映明显增强了体质，还能加快疾病的康复。究其原因，专家认为通过太极拳、八段锦等传统武术锻炼可以提升身体机能，提高人体新陈代谢，促进血液循环，长期有计划、有规律地进行锻炼可提升身体的免疫能力，加强抵抗疾病的能力和组织细胞的修复能力。

4.2.2.2 新冠病毒流行期间体育锻炼对中老年人群心理状态影响的研究状况

4.2.2.2.1 新冠病毒流行期间对中老年人群心理状态影响的研究状况

在新冠病毒流行期间居家隔离，专家学者在关注中老年群体的身体健康的同时，也有人把注意力投向了中老年人群的心理健康。专家认为，因为居家防疫导致中老年人群失去群体性的社会活动，会使其承受更大的心理压力，因此他们的居家生活和心理状态尤其值得关注[②]。

有研究指出，地震灾区老年人的抑郁、躯体化等症状得分均高于年轻人。这表明，在重大危机事件面前，因身体虚弱、生活变动、适应性差等原因导致中老年人更易受到伤害。同时，因为离退休后转换角色、身体器官生理功能减退、与社会隔离社交资源减少、因性格原因不愿麻烦儿女、因家庭或个人原因不愿意求助他人等，也是导致老年人心理脆弱，甚至出现各种心理疾病的影响因素。

基于此，有学者对新冠病毒流行期间，湖北地区老年人的心理健康情况进行研究后发现，老年人的焦虑、抑郁情绪症状并不比年轻人多，且感受家庭支持显著大于年轻人，感受朋友支持、其他支持显著小于年轻人；老年人家庭支持缓解情绪症状的效应量更大，提示老年人的情绪优势及通过家庭关系应对压力的社会情绪选择效应，这意味着帮助老年人维系良好的家庭关系是心理健康服务的重要切入点。

由此可见，面对病毒流行等重大社会安全问题，更应关爱中老年群体，家人应鼓励他们主动参与体育锻炼，坚持可以居家开展的体育运动项目，如健身气功、太极拳等，同时充分利用政府、社区提供的公共支持资源，包括各种体育设施，来应对危机、保持心理健康。还有学者为了帮助中老年居家健身，还专门利用现代科技手段，因地制宜帮助老年人进行科学健身。例如，谢栖桐以心流理论为基础，借用智能语音交互技术，尝试设计智能语音交互产品，旨在帮助老年人在居家且无亲人朋友陪伴的情况，也能坚持科学锻炼，获得良好的健身体验和效果，从而提升身体素质，消除焦虑情绪。

4.2.2.2.1 新冠病毒流行期间体育锻炼对居家人群心理状态影响的研究状况

已有针对居家者的研究表明，新冠病毒流行期间进行体育锻炼对居民的心境状态存在直接改善作用，同时通过降低无聊感，产生间接改善作用，建议居民在家中开展适量的体

① 欢钰然. 呼吁与思考：疫情下居家体育锻炼的价值作用 [J]. 体育风尚，2020 (9)：296+298.
② 杨莉. 疫情下，居家老人的心理健康谁来管？[J]. 心理与健康，2022 (1)：44-45.

育活动。另有学者以居家隔离人员的心理健康为现实出发点，探讨中华优秀传统武术（太极八法五步）对预防居家隔离人员焦虑、抑郁情绪的效果，经过为期 4 周的实验干预后发现，与实验前相比，实验组太极八法五步对预防居家隔离人员的焦虑、抑郁 2 项测试中表现优异且预防效果明显，这表明太极八法五步可以整体预防居家隔离人员的焦虑、抑郁情绪，降低不良负性情绪的发生 [1]。

目前，随着移动互联网应用终端的普及，基于移动互联网的应用软件平台不断推动着人们交流、学习方式的创新 [2]，尤其是近年来智能手机普及迅猛，我国智能手机普及率为68%。在新冠病毒流行期间，居家生活使人们更加体会到网络交流的便捷，网络直播应运而生，同时也带来了学生的线上授课和健身指导，例如刘畊宏的健身直播就风靡一时。这引起了相关学者对这一现象的关注，并对其影响居家人群心理状态的效果展开了研究。例如，余玲等人 [3] 通过对居家大学生进行为期 12 周的传统体育养生在线教学后发现，在传统体育养生课程教学中，通过在线直播教学，结合课后与同伴相互合作完成一周 3 次的运动 App 打卡，录制拍摄小组合作锻炼视频，小组成员通过微信或 QQ 联系约定锻炼的时间和内容，在学习过程中有疑问可以相互交流和向教师线上咨询等教学手段，帮助居家大学生形成良好的学习健身气功·五禽戏和健身气功·八段锦的氛围。研究结果显示，新冠病毒流行期间通过传统体育养生线上直播课程结合体能锻炼的课内外融合形式，能够明显提高居家女大学生的身心健康水平，促进居家大学生积极参与课内外锻炼，提高身心健康水平。而李伊思在研究"刘畊宏健身操"这一热点现象的影响时发现，健身直播可以通过虚拟 + 现实来营造"全民健身"氛围，从而在居家环境中应用可以缓解部分人群焦躁烦恼、情绪低沉、恐慌害怕等负面情绪，应对心理健康问题 [4]。

综上可见，我们可以灵活运用现代新媒体的高度交互性，信息服务的个性化、时效性、经济性的优势，为中老年人群居家健身提供健身方案指导。例如中老年人可以跟着直播进行运动锻炼，可以约好时间与老伙伴一起锻炼，可以学习更多的健身方法，等等。由此可见，中老年人群可充分利用网络教育沟通途径，因地制宜地开展健身活动，这会极大地拓展中老年人群的健身途径，从而缓解他们居家过程中心理紧张等负面状态。

4.2.3　研究意义

在 2020 年新冠病毒流行期间，因居家政策需要，在无法聚集练习的情况下，我们前阶段的研究对象中，还有许多中老年习练者仍能坚持居家练习健身气功。他们在习练过程中，经常通过微信群进行习练心得交流。基于此，我们课题组经过线上研讨，及时论证后，又在本研究中增加了对新冠病毒流行期间居家习练健身气功对中老年人群幸福感的调

① 管建强.新冠疫情背景下太极八法五步对预防居家隔离人员焦虑、抑郁情绪的干预研究 [D].长春：东北师范大学，2023.
② 黄蓉，曾国章，赵旭，等.新媒体时代儿童保健"互联网 +"健康教育的实践与思考 [J].中国妇幼保健，2020，35（13）：2352-2355.
③ 余玲，易国忠，周亮，等.疫情期间传统体育养生课程对居家大学生身心健康的影响 [A].第十二届全国体育科学大会论文摘要汇编——墙报交流（武术与民族传统体育分会）[C].中国体育科学学会，2022：3.
④ 李伊思.疫情居家背景下健身直播的传播策略研究 [D].北京：首都体育学院，2023.

查，这样做会使本研究的内容更加丰富，这些研究成果也必将为今后在全民健身中更好地发展和推广健身气功夯实理论和实践基础，为健康中国视域下，让健身气功这一民族传统健身项目在建设和谐老龄化社会服务中绽放新的光彩。

基于此，有必要立足于新冠病毒流行这一特殊的社会环境背景，以坚持习练健身气功的中老年人群为研究对象，开展习练健身气功对其幸福指数影响的研究，以便探索在发生重大卫生问题等特殊社会氛围下，利用幸福指数来反馈健身气功习练人群的锻炼效果和质量，为今后有针对性地研制健身气功运动处方提供一定的参考，为健身气功在全民健身中的科学化发展和推广提供依据。

4.2.4　研究对象与方法

4.2.4.1　研究对象

本研究选取沈阳市市区 6 个健身气功习练点，它们分别是沈阳市和平区阳春园健身气功习练点、沈河区八一公园辅导站、和平区西塔辅导站、铁西区克俭公园辅导站、铁西区劳动公园辅导站、苏家屯区奥园辅导站。在本次研究中，调查对象的纳入标准为：选择45～75岁，具有 6 个月以上健身气功运动经历，居家期间坚持健身气功习练者。研究对象近半年均无深感觉障碍、前庭、小脑病变、眩晕、梅尼埃病以及心理障碍等情况，或虽有但已得到良好的控制（无后遗症）；无长期服用影响骨代谢的药品和患有影响骨代谢的疾病；无血脂异常和服用降血脂药物[①]。

从 2020 年 4 月 14 日—18 日，利用问卷星在习练人群的微信群中发放问卷，回收了156 份。

4.2.4.2　研究方法

4.2.4.2.1　文献综述法

在本课题研究的过程中，根据需要以"中老年人""老年人""体育健身""幸福感""健身气功""心理状态""居家"等为关键词，从中国知网全文数据库检索近二十年与本研究相关的文献两万余篇后，将其归纳分为三大类，经筛选后下载，供本课题组成员阅读，为研究提供参考。其中中老年健身＋幸福感方面文献类共 234 篇，健身气功＋幸福感方面的文献 22 篇，健身气功＋心理状态方面的文献 53 篇。通过查阅大量相关文献书籍，为本研究提供了充分的理论依据和翔实的基础资料。

4.2.4.2.2　访谈法

通过电话访谈和线上微信联系等形式，采访了从事民族传统体育健身气功教学、研究方面的专业人士，以及运动心理学方面的专家，对健身气功及幸福指数等方面的相关理论和实践，以及如何制定调查问卷及幸福指数的调查问卷进行了咨询，获得了许多宝贵的意见，对研究中选出最恰当的心理量表等获得了有价值的参考意见，这为研究奠定了坚实的科学理论及实践基础，保证了本研究高质量完成。

---

① 王琪. 健身气功对绝经后女性静态平衡能力的研究 [D]. 沈阳：沈阳体育学院，2014.

4.2.4.2.3　问卷调查法

在新冠病毒流行期间，本课题组设计了《新冠病毒流行期间健身气功习练者心态情绪状况的调查问卷》，并结合情感平衡量表对习练健身气功对中老年居家人群幸福感的影响进行调查，了解健身气功对释放生活压力、缓解焦虑等不良精神情绪的作用。情感平衡量表（Affect Balance Scale，ABS）用于测查人群的心理满意度，特别是可以反映调查对象"过去几周"的感受，情感平衡指标得分越高，积极情绪越多[1]。

情感平衡量表是由美国布莱德本等人 1969 年编制的。用于测查一般人群的心理满意程度。量表由正向情感分量表和负向情感分量表组成，各包含五个项目[2]。还有一个情感平衡分量表，是将前两个分量表的得分相减得到的。量表为自评式，纸笔测验，适用于成年人，要求受测者回答过去几周的感受，对正向情感的项目回答"是"记 1 分；对负向情感的项目回答"否"也记 1 分。情感平衡的计算以正向情感分减负向情感分，还需加一个系数 5，其得分范围为 1 ~ 9 分。正向情感测验项目的相关系数为 0.19 ~ 0.75；负向情感测验项目的相关系数为 0.38 ~ 0.73[3]；重测信度正向情感分量表为 0.83，负向情感分量表为 0.81。

4.2.4.3　质量控制

本问卷录入问卷星，经过预调查对问卷的条目设置进行修改，使得页面简洁，措辞易理解。问卷填写采取自愿原则，通过各习练点的微信群进行发布，由调查对象利用问卷星进行填写，信息来源可信度较高，依从性较好。通过设置（核心问题为必答题、逻辑跳转和限制、填写范围限定等）对问卷进行质量控制。为保证质量，相同 IP 地址只能填写 1 次，每个条目都填完整才能提交。问卷提交后，由研究者对明显填写错误的，以及填写时间 < 60s 的问卷进行删除，从而确保数据的可靠性。

该调查无法对中老年人和研究人员进行设盲，所以只能对数据收集、分析人员设盲。数据的收集与分析人员分离，按照编号 A 组或 B 组进行数据收集和统计分析，最后由质量监控人员进行破盲。

调查问卷均由专业人员进行评估监控，在数据录入环节，将问卷星分析统计的数据转换成 Excel，进行简单的数据处理后导入 SPSS 22.0 建立数据库，由 2 名数据分析员分别进行数据录入以保证最终的录入结果一致。

4.2.4.4　数据统计处理

使用统计软件 SPSS22.0 FOR WINDOWS 对数据进行统计学分析。数据统计结果以均数 ± 标准差 $(\overline{X} \pm SD)$ 表示，显著性水平为 P < 0.05。调查问卷调查结果以百分比形式表示。根据不同情况采用描述性分析、多组间方差分析进行分析。

① 汪向东，王希林，马弘，主编. 心理卫生评定量表手册 [M]. 北京：中国心理卫生杂志社，1999：79.
② 邵晓钰. 初中生受欺凌倾向与领悟社会支持水平的内观干预研究 [D]. 哈尔滨：哈尔滨师范大学，2019.
③ 李德琴. 高职院校大学生主观幸福感现状、影响因素和干预研究 [D]. 成都：西南交通大学，2012.

4.2.5 研究结果与分析

4.2.5.1 调查对象的基本情况分析

本次调查对象为新冠病毒流行期间居家生活中老年健身气功习练者，共计156人，其中男性36人（23.08%），女性120人（76.92%）；调查对象的年龄跨度较大，其中45岁以下有27人（17.31%），45~55岁有49人（31.41%），55~65岁有51人（32.69%），65岁以上有29人（18.59%）。基本情况如表4-6。

表4-6　研究对象基本情况表（$\overline{X} \pm SD$）

组别	人数（人）	年龄（岁）	身高（cm）	体重（kg）	习练年限（月）
男子组	36	53.4 ± 8.4	167.9 ± 5.2	71.20 ± 8.8	22.9 ± 6.5
女子组	120	56.6 ± 4.10	157.8 ± 4.5	61.8 ± 6.7	32.2 ± 17.9

所有中老年健身气功练习者习练健身气功的年限长短有所不同，其中习练1年以下有42人（26.92%），习练1~2年有16人（10.26%），习练2年以上有98人（62.82%）。

由此可见，新冠病毒流行期间坚持习练者均为习练多年的中老年人，他们居家期间仍能坚持练习健身气功，其原因主要有以下几点：一是健身气功运动柔和、轻灵、缓慢的特点与中老年人的生理特点、生活节奏十分吻合；二是健身气功运动对场地、器材等要求不高，居家生活也可练习；三是健身气功运动有着较为明显的健身作用，练习者已深受习练益处，虽然不能聚集练习，自己也要坚持。健身气功以上的特点，为中老年人坚持居家期间习练提供了基本的保障，而且大多数习练者在微信群中交流习练心得时都提到，因为坚持习练给他们带来了更多的身心愉悦感。

4.2.5.2 居家期间健身气功习练者心态情绪状况的调查

4.2.5.2.1 健身气功习练者的情绪反应、睡眠情况和生活起居情况

在新冠病毒流行期间，多数中老年习练者因不能经常外出活动，都出现过负面情绪反应，在这些负面情绪中：出现过焦虑性情绪（紧张、烦躁）有50人（32.05%）；出现过抑郁性情绪（低沉、苦闷）有28人（17.95%）；出现过恐怖性情绪（忧虑、害怕）有27人（17.31%）；几种情绪混杂的有51人（32.69%）。这表明，面对如此巨大的环境变化和应激压力，人们都会出现一些情绪、认知和躯体上的反应，这是人的本能，是非常正常的心理应激状态。

对于"是否会因个人或家人的身体出现不适（如咳嗽、发热等）而感到恐惧、害怕"的问题，有103人（66.03%）回答"从未"，49人（31.41%）回答"偶尔"，仅有4人（2.56%）回答"时常"。即使自己或家人没感染新冠病毒，对于其引起的社会紧张气氛，有17人感觉非常压抑（10.9%），29人感觉还可以（18.59%），73人感觉有一点（46.79%），37人没有感觉（23.72%）。调查表明，在党和政府大规模、强有力的防控策略下，在国内新冠病毒得到很好控制的大背景下，即使在居家期间，大多数中老年习练者的情绪稳定，对政府和党中央的领导信任，个人幸福感较强。

居家期间，有104人（66.67%）觉得和家人之间的冲突和矛盾没有变化；24人

（15.38%）觉得有变化，矛盾越来越少；而 11 人（7.05%）觉得有变化，矛盾冲突越来越多；17 人（10.9%）选择了其他。这表明，大多数人家庭和睦，个人心情稳定，并没有太受影响。大部分习练者 104 人（66.67%）睡眠质量和时间几乎没有变化；16 人（10.26%）睡眠下降，时间较少；16 人（10.26%）睡眠不变，时间较少；20 人（12.82%）睡眠下降，时间不变。经调查，健身气功习练者居家期间，每天的起床时间在 6 点到 6 点半有 51 人（32.69%），在 6 点半到 7 点有 39 人（25.00%），在 7 点到 8 点有 59 人（37.82%），在 8 点之后有 7 人（4.49%）。

居家期间，每日睡觉时间在 21 点到 22 点的有 71 人（45.51%），在 22 点到 23 点的有 46 人（29.48%），在 23 点到 24 点的有 27 人（17.30%），在 24 点之后的有 12 人（7.69%）。对于一日三餐，正常吃早餐的有 129 人（82.69%），经常不吃早餐的有 10 人（6.41%），吃早餐不规律的有 17 人（10.89%）。

在饮食习惯方面无暴饮暴食，微微增加水和食量的有 10 人（6.41%），饮食量正常的有 132 人（84.61%），饮食量减少的有 14 人（8.97%）。

以上调查结果表明，居家期间，大多数中老年健身气功习练者的生活没有受到太大的影响。究其原因，我们推断可能有以下几个方面。

（1）在居家期间，尽管因不能外出活动、社交受影响等，中老年人群习练者中出现了一些负面情绪，但居家老年人的焦虑、抑郁情绪症状并不比青年人多，且感受家庭支持显著大于青年人，而且老年人家庭支持缓解情绪症状的效应量更大[①]；因健身气功作为一项中低运动强度的有氧锻炼项目，习练时要求习练者保持自然、放松的状态，并需要在练习中集中注意力，提高专注力，所以坚持习练可缓解、转移心理产生的焦虑情绪，以达到精神放松的目的。

（2）健身气功是一项集体锻炼项目，中老年人通过以往的习练，都积累了一群志同道合的老伙伴，即使居家也可以通过微信相互交流、沟通和学习，在休息之余可以互相倾听诉说，还可以通过线上自行组队一起进行锻炼，共同的爱好使大家不再孤独，因此健身气功能够起到缓解焦虑情绪的作用，使中老年人即使居家，社交活动也能得到一定程度的恢复，从而促进心理状态向积极方向发展，提高幸福感指数。

4.2.5.2.2 居家期间健身气功习练者锻炼情况的调查及分析

经调查，有 85 人一直坚持居家习练健身气功。在这些习练者中，大多数人都不是只习练一种功法，他们经常是集中功法循环习练。据统计，其中有 76 人次（占 89.41%）习练八段锦，60 人次（占 70.59%）习练大舞，57 人次（占 67.06%）习练五禽戏，44 人次（占 51.76%）习练六字诀，55 人次（占 64.71%）习练易筋经，49 人次（占 57.65%）混合习练上述功法（至少 2 种）。

① 吴胜涛，王歆睿，韩布新 . 新冠肺炎疫情下居家老年人的情绪优势与家庭支持效应 [J]. 社区心理学研究，2021，12（02）：33-49.

表 4-7 健身气功练习者进行健身气功习练的情况

调查内容	具体情况	人数	百分比
每天练习次数	1~2 次	12	14.1%
	3~4 次	22	25.8%
	5~6 次	27	31.8%
	6 次以上	24	28.2%
每次练习持续时间	30min 以下	11	12.9%
	30~60min	44	44%
	60~90min	22	25.8%
	90min 以上	8	9.41%

对于锻炼后的主观感觉，有 1.18% 的习练者感觉非常累，2.35% 的习练者感觉累，42.35% 的习练者感觉有一点儿累，54.12% 的习练者感觉不累。有 72.94% 习练者反映习练的效果感觉非常好，能极大地缓解居家期间的精神压力，同时增强体质、促进健康；有 27.06% 的习练者感觉还可以，但反映效果没有平时在室外大家聚集在一起习练时效果好。

4.2.5.3 居家期间健身气功习练者幸福满意度的评价

本研究采用情感平衡量表（Affect Balance Scale，ABS）来测查居家期间健身气功习练者的心理满意度，该量表特别能反映调查对象"过去几周"的感受，情感平衡指标得分越高，积极情绪越多。

表 4-8 居家期间健身气功习练者情感评价指标的多因素方差分析（$\overline{X} \pm SD$）

分组	人数	积极情感得分	F 值/P 值	消极情感得分	F 值/P 值	情感平衡得分	F 值/P 值
习练组	85	3.88 ± 1.64	1.357/0.015	3.19 ± 1.57	4.217/0.60	4.63 ± 1.97	3.889/0.03
对照组	71	2.38 ± 1.21		4.80 ± 1.24		3.58 ± 1.20	

由统计结果可见，习练健身气功人群正向情感（积极情感和情感平衡）得分均高于未坚持习练者，有显著差异（P < 0.05）；负向情感（消极情感和情感平衡）得分较低。

事实上，突发公共卫生事件会对人们身心和生活造成巨大影响，消极情绪若得不到及时宣泄，容易造成严重的身心疾病，影响个体健康和生活幸福指数。本研究的结果显示，健身气功作为一种积极、良好的健身方式，坚持习练，有助于居家期间中老年人群进行情绪、精神的自我调节，合理宣泄情绪，调整情绪状态。

近年来，作为国家大力推广的健身项目，健身气功因其动作简单易学、运动强度适中，各类功法具备独特的身心合一习练特点，因而深受广大健身人群的欢迎，尤其受到中老年健身人群的青睐[①]。结合以往研究成果，经本研究结果再次证实，健身气功锻炼可以成

---

① 张美云，高亮. 健身气功锻炼对老年人幸福感的影响 [J]. 中国老年学杂志，2018，38（16）：3925-3927.

为提升老年人幸福感的有效手段之一 [①]。

4.2.6　结论

（1）健身气功作为一项中低运动强度的有氧锻炼项目。在病毒流行期间，通过习练健身气功可以帮助习练者保持自然、放松的状态，提高专注力，坚持习练可转移因居家无法外出、对病毒的恐惧而带来的焦虑等不良的负性情绪，助力中老年习练者放松精神，缓解压力。

（2）通过线上相约习练健身气功或微信群中交流习练心得，让中老年人即使因特殊原因居家，社交活动也能得到一定程度的恢复，从而促进心理状态向积极方向发展，提高幸福感指数。

（3）通过研究提示，健身气功锻炼可以成为提升中老年人幸福指数的有效手段之一。建议老年人依据自身健康状况和兴趣爱好，选择一种或几种健身气功新功法，长期坚持习练，这将有利于及时排除负面情绪，增进身体健康，提高个人幸福感。

---

① 张美云，高亮.健身气功锻炼对老年人幸福感的影响 [J].中国老年学杂志，2018，38（16）：3925-3927.

105

5 结论与展望

5.1 结论与创新

5.1.1 结论

本研究主要以沈阳市 45~70 岁参与健身气功锻炼的中老年人为调查对象，采用文献综述法、访谈法、问卷调查法、试验测量法等研究方法，从中老年练习者健身气功锻炼实际情况出发，通过对中老年人群体质相关指标、锻炼后的主观情绪体验（幸福指数和幸福感）的测量和调查，构建中老年健身气功健身效果评价模型，研究锻炼因素对中老年人主观幸福感的影响，为健身气功在全民健身中的科学化发展和推广提供依据。

5.1.1.1 中老年人习练健身气功的健身效果和评价方法研究

主要研究结论如下：

（1）从健身气功对中老年人群体质相关指标影响方面来看，健身气功属于中小强度有氧运动，对改善中老年女性体质状况有一定积极作用。但因年龄所导致的身体状况、参与积极性等原因，健身气功习练对不同年龄段中老年女性人群体质水平的影响效果存在一定的差异。因此，有必要针对不同年龄段习练健身气功的中老年女性人群进行科学的指导，使其能根据自己身体状况进行练习，以增强对其体质状况的影响效果，促进其身体健康。

（2）立足于对沈阳市习练健身气功的中老年人群的体质状况的测量数据，确立了中老年人健身气功锻炼效果评价的指标，结合国民体质监测指标体系，尝试构建了适用于中老年健身气功习练人群的身体各项素质评价标准及综合评价标准，从而帮助健身气功锻炼评价指标完全接轨国民体质测定指标平台，提高了中老年人健身气功锻炼效果评价体系的科学性和可操作性。

（3）在中老年健身气功习练人群中可尝试利用 FMS 功能动作筛查系统，检测识别中老年健身气功习练者的功能局限和身体不对称，通过对其动作质量进行评估，从而发现其个体的动作模式控制能力、稳定性、平衡性等基本能力方面的不足，进而评价其健身效果。

5.1.1.2 中老年人习练健身气功的健心效果研究

——健康中国视域下健身气功习练对中老年人群幸福指数的影响研究

主要研究结论如下：

（1）通过调查结果得知，大部分中老年人愿意选择健身气功中的一种或几种功法作为健身锻炼的方式。其原因主要是健身气功具备运动强度适宜、对场地要求低、锻炼氛围好等特点，且中老年人接受程度较高。同时，大多数习练者习练健身气功后的主观感受情况良好，习练人群的"正性"维度得分和幸福度总分明显提升，这表明习练健身气功通过改善身体健康状况来调节其消极状态与情绪，而良好的锻炼感受有利于调节老年人情绪，改善人际关系，增进心理健康，提升幸福指数。

（2）在特殊社会环境下（如新冠病毒流行期间），通过习练健身气功可以帮助习练者保持自然、放松的状态，提高专注力，坚持习练可转移因居家无法外出、对病毒的恐惧而带来的焦虑等不良的负性情绪，助力中老年习练者放松精神，缓解压力。同时，通过线上相约习练健身气功或在微信群中交流习练心得，让中老年人即使居家，社交活动也能得到一定程度的恢复，从而促进心理状态向积极方向发展，提升幸福指数。

5.1.2 创新

本研究的创新主要体现在两个方面：

（1）立足于对沈阳市习练健身气功的中老年人群的体质状况的测量数据，结合国民体质监测指标体系，在确立了有效评价中老年人健身气功锻炼效果的指标前提下，构建了适用于中老年健身气功习练人群的身体各项素质评价标准及综合评价标准，在理论层面填补了健身气功至今尚无可以量化的健身效果评价体系的空白。本研究成果可直接应用于中老年人健身气功运动锻炼效果的评价，为支撑健身气功在全民健身运动中科学化的深入广泛开展起到了一定的推进作用。

（2）突发公共卫生事件会对人们身心和生活造成巨大影响。针对 2020 年新冠病毒流行突发的情况，本研究选择居家期间中老年人群为研究对象，调查了在特殊环境下坚持习练健身气功对消极情绪的调节效果，验证了作为一种积极、良好的健身方式，健身气功可对老年人群自我调节情绪、合理宣泄情绪、防治造成严重的身心疾病有一定的增益效果，这将为今后中老年人习练健身气功的健心效果方面的研究提供了新的思路和理论依据。

5.2 局限与展望

5.2.1 局限

本研究主要从健身气功对人体身心健康的影响角度探讨健身气功给人体带来的益处，研究对象主要是中老年人群，年龄跨度为 45～70 岁，习练的健身气功功法主要是国家体育总局健身气功管理中心颁布的 4 种健身气功：易筋经、六字诀、八段锦和五禽戏。经过近十年的系统研究，取得了一定有理论价值与实践意义的研究成果。回顾整个研究过程，限于作者个人能力、研究条件、研究时间等因素，研究仍存在一些不足之处，有待在未来研究中得到修正和完善。

首先，研究样本有待进一步扩展和细化。本研究主要从沈阳市市区 6 个健身气功习练点（它们分别是沈阳市和平区阳春园健身气功习练点、沈河区八一公园辅导站、和平区西塔辅导站、铁西区克俭公园辅导站、铁西区劳动公园辅导站、苏家屯区奥园辅导站）选择研究对象，虽然研究遵循研究对象选取的基本原则——自愿原则，也设定了纳入标准和排除标准，但从实验设计角度来看，还存在设计不够严谨的问题，例如因研究持续时间较长，习练人群为中老年人，年龄大、流动性较大，导致样本数量不足，未进行随机分组，从而导致数据有偏倚的发生。例如，进行体质研究时，观察到健身气功习练前后不同年龄段两组中老年女性的体质相关指标（体重、肺活量、闭眼单脚站立时间、反应时间等指标）均无显著差异，而研究组总体各指标习练前后却有显著性差别，这可能是由于按年龄分组后，每组样本量较小而引起的研究结果存疑，研究结果的可靠性有待进一步证实。

其次，参与研究的中老年人健身气功的练习时间长短不一，在整个研究过程中（大约8年），有一小部分中老年女性习练者，25～30人坚持习练的时间较长，而其他习练者流动性大，多数为半年以上、二年以下，这也可能是研究结果存在差异的原因，这也是目前健身气功相关研究中普遍存在的问题之一。这就导致练习健身气功的时效尚无定论，习练的时间、频率等运动要素是否会对中老年人的健康产生不同促进效果也需要进一步研究。在未来研究中，可以尝试进一步通过样本规模更大、覆盖范围更广的定量研究方法进行实证性检验。

再次，本研究对健身气功促进中老年人身心健康功效的机制分析还是基于中医基础理论进行的分析，多从功法动作结合"三调"理论角度对结果的陈述，因研究条件的限制，而未能结合生理学、生物学等深入剖析。因此，今后还需进一步设计更为科学、严谨的人体或动物实验研究方案，以便能深层次地挖掘健身气功干预人体身心健康的内在机理，从更大范围对本研究进一步验证。

尽管国家体育总局对健身气功的发展提供了规划和扶持，并取得了一定成效，但是还有很多人仍不能全面、科学地认知健身气功，并且也缺乏了解和学习的相关合适途径，甚至还存在着有人将气功"神化"或"妖魔化"的现象。基于此，作为体育科研工作者，未来有责任以科学的态度开展健身气功的相关研究工作，提供真实、可靠的研究结果作为支撑，为普及健身气功作出贡献。同时，在日常工作、生活中身体力行，加大健身气功的宣传力度，增加健身气功在基层，例如校园、社区的推广力度，帮助更多的人通过习练健身气功来提高身心健康水平。

5.2.2　展望

5.2.2.1　引入新的检测方法

经颅磁刺激（TMS）技术是一种安全的非侵入性的刺激大脑皮层神经元的方法。在检测时，磁信号可以无衰减地透过颅骨而刺激到大脑神经，实际应用中并不局限于头脑的刺激，同样可以刺激外周神经肌肉，因此被称为"磁刺激"[1]。经颅磁刺激是利用时变磁场作用于大脑皮层产生感应电流改变皮层神经细胞的动作电位，从而影响脑内代谢和神经电活动的生物刺激技术。这种技术很大程度上具有很多其他电刺激所不具有的优点，是一项非常具有发展潜力的神经电生理技术[2]。

有研究者证实，健身气功主要是通过意念的调节和动作配合呼吸使修炼者练功时脑皮层保持低度兴奋，这种低度兴奋是脑皮层功能活动的有序性、整合性和连贯性的表现，因此认为健身气功的健身效果不是单纯意念活动产生的，而是动作呼吸与意念配合，即"三

---

① 王玲玉.健身气功·八段锦对冥想状态时中枢神经系统影响的研究综述[J].搏击（武术科学），2013，10（01）：96-100+104.

② 王玲玉.12周健身气功·八段锦锻炼对冥想状态时中枢神经系统影响的研究[D].上海：上海体育学院，2015.

调合一"的锻炼方式长期锻炼形成的以达到锻炼的效果，它将感觉和运动结合起来，对机体的作用就是对大脑皮层神经系统的调节 [1]。

目前，已有学者通过经颅磁刺激大脑皮层特定穴位来分析运动诱发电位变化，对长期习练健身气功影响中枢神经功能的机理展开研究，进而探讨传统养生功法的神经功能控制机制 [2]。例如，齐风猛就是运用 TMS 技术，研究长期健身气功·马王堆导引术锻炼对大学生中枢神经功能影响，进而对健身气功的神经功能控制机制进行了探讨 [3]。

综上，经颅磁刺激作为一种安全的非侵入式的刺激大脑皮层的方法，现已广泛应用于神经认知心理学领域，用以评价大脑皮层兴奋性和抑制性的表现，今后针对健身气功的锻炼效果及神经控制机制方面，可考虑引入经颅磁刺激应用于促进健康机理方面的探讨分析，进一步提高健身气功科研工作的科学性。

5.2.2.2　新媒体传播途径助力健身气功的推广

根据中国互联网络信息中心（CNNIC）发布第 48 次《中国互联网络发展状况统计报告》显示，到 2021 年 6 月，中国网民人数超过 10.11 亿，与 2020 年 12 月相比，网民人数上升了 2175 万。其中，短视频用户规模达 8.88 亿，较 2020 年 12 月增长 1440 万，占网民整体的 87.8%。随着移动互联网应用终端的普及，基于移动互联网的应用软件平台不断推动着人们交流、学习方式的创新，尤其是近年来智能手机普及迅猛，国内智能手机普及率为 68% [4]。由此可见，人们在通过新媒体途径获取海量信息的同时，接受相关教育信息的推广将成为今后的一个趋势。随着网络时代的到来，新媒体信息推广路径将成为可以与传统信息推广路径分庭抗礼的一种信息传播新模式。

特别是短视频平台正处在迅猛发展的阶段，据 48 次《中国互联网络发展状况统计报告》显示，仅在 2021 年上半年，从用户表达和内容消费上看，短视频作为最基本的传媒形式，为移动互联网在传播影响力方面提供了主要时长和流量的增长，目前看，短视频已成为人们在互联网上的基础应用形式之一 [5]。

作为健身气功的主要习练人群，经过近 3 ~ 5 年的培育，40 ~ 70 岁年龄段的中老年人对智能手机等电子产品的使用已轻车熟路，目前已成为短视频平台主要的忠实用户群之一，因此，体育科研工作者和健身气功的推广人员可利用新媒体平台，多创造内容质量高、教学形式多样的短视频作品。同时，一些教授健身气功的知名专家可主动入驻短视频平台，开展健身气功功法教授、健身气功历史渊源介绍、健身气功对人体健康和心理健康促进效果的教学，以弥补中老年人群对健身气功知识了解的不足。应顺应时代潮流，运用现代科技设备和新媒体平台，助力健身气功在中老年人群中的推广和普及，提高老年人的健康水平，改善老年人生活质量。

① 齐风猛 . 练习健身气功·马王堆导引术对中枢神经系统的影响研究 [D]. 上海：上海体育学院，2011.
② 王玲玉 . 健身气功·八段锦对冥想状态时中枢神经系统影响的研究综述 [J]. 搏击（武术科学），2013，10（01）：96-100+104.
③ 齐风猛 . 练习健身气功·马王堆导引术对中枢神经系统的影响研究 [D]. 上海：上海体育学院，2011.
④ 黄蓉，曾国章，赵旭，等 . 新媒体时代儿童保健"互联网+"健康教育的实践与思考 [J]. 中国妇幼保健，2020，35（13）：2352-2355.
⑤ 中国互联网络信息中心 . 第 48 次《中国互联网络发展状况统计报告》[EB/OL]. http：//www.cnnic.net，2021.

致　谢

　　本研究经过近十年的辛勤工作，终于可以画上一个较为满意的句号。在此，首先要感谢和平区阳春园健身站点负责人张志昕同志，和平区八一公园健身站点负责人柏树清同志，铁西区克俭公园辅导站负责人龚黎辉同志，铁西区劳动公园辅导站负责人张春荣同志，苏家屯奥园物业中心杨雨同志，感谢他们在本课题的调研和测试期间的大力协助；同时，还要特别感谢接受测试的所有健身气功习练者的大力配合；感谢沈阳体育学院武术与舞蹈学院姜娟教授的倾力支持与参与；感谢沈阳体育学院国家体育总局冬季项目技术诊断与机能评定实验室的各位同事在本研究工作中给予的大力支持，感谢实验室工作人员的大力协助；感谢我的研究生们在调研及测试、问卷发放回收过程中所付出的认真、辛苦的劳动。最后，还要感谢体育总局健身气功管理中心的领导、专家学者给予本研究的支持和指导。

附录1

中老年女性健康和运动健身情况调查问卷

尊敬的志愿者：

您好！我们是沈阳体育学院教师，为了了解健身气功对中老年女性人群健康的影响情况，以便今后对大家健身气功锻炼进行有效指导，我们向国家体育总局健身气功管理中心申报了此项课题，并获得立项（课题编号：QG2014054）。请您在百忙之中，帮助我们认真填写这份问卷。请填写您的真实姓名，我们会根据您的填写情况决定是否请您参与我们下一步的体质测试工作，相信您会对您的体质情况较为关注，我们保证不泄露您的任何信息，期待着您参加我们的体质测试工作。谢谢您的配合！

您所在的健身气功站点名称：＿＿＿＿＿＿＿＿＿＿＿＿＿＿＿＿＿＿＿

所在地：辽宁省＿＿＿＿＿＿市＿＿＿＿＿＿区＿＿＿＿＿＿公园（广场、社区）

年龄＿＿＿＿＿（周岁）；联系方式（电话）：＿＿＿＿＿＿；退休前职业：＿＿＿＿＿＿

一、基本情况

1. 觉得自己目前的身体状态： A 较以前好　　　B 和以前一样　　C 较以前差
2. 目前睡眠质量： A 较好　　　　　B 一般　　　　　C 较差
3. 每天睡眠时间： A 5小时以下　　B 5～7小时　　　C 7小时以上
4. 闲暇时间消遣活动： A 看电视　　　　B 读书　　　　　C 参与社区活动
　　D 种植花草　　E 其他
5. 是否经常食用新鲜水果： A 是　　　　　　B 否
6. 是否饮酒： A 是　　　　　　B 否
7. 是否吸烟： A 是　　　　　　B 否
8. 近期食欲状况： A 较好　　　　　B 一般　　　　　C 较差
9. 是否饮用牛奶： A 每天　　　　　B 经常　　　　　C 偶尔
10. 常采用的烹调方法： A 生吃　　　　　B 水煮　　　　　C 煎炒
11. 每日食物荤素结构： A 肉多菜少　　　B 肉少菜多　　　C 全是素
　　D 全是菜
12. 饮食口味： A 偏咸　　　　　B 偏甜　　　　　C 偏辣
13. 进食速度： A 快　　　　　　B 正常　　　　　C 慢
14. 日饮水量（1升≈2瓶矿泉水）：
　　A 1升以下　　　B 1～3升
　　C 3升以上
15. 是否服用钙补剂： A 是　　　　　　B 否
16. 是否服用其他保健品： A 是　　　　　　B 否

17. 有何种慢性疾病 _____

18. 服用何种药物 _____

二、下面请根据您参加体育运动的情况来回答

1. 参加体育运动的目的：　A　身体健康　　B　心理满足　　C　喜爱运动
　　　　　　　　　　　　　D　消磨时间

2. 进行体育运动的时间：　A　早上　　　　B　晚上　　　　C　其他时间
　　　　　　　　　　　　　D　不一定

3. 运动场所：　　　　　　A　公园　　　　B　街道　　　　C　俱乐部

4. 目前正在参与的健身项目：_____

5. 每次运动的持续时间：　A　0.5 小时以下　B　0.5 ~ 1 小时　C　1 小时以上

6. 参与运动的频率（次 / 周）：
　　　　　　　　　　　　　A　3 次以下　　B　3 ~ 5 次　　C　5 次以上

7. 每次运动后自我主观感觉：A　舒服　　　　B　没感觉　　　C　疲劳

8. 以前是否参与过系统体育运动：　　　　　A　是　　　　　B　否

9. 参与运动的持续情况：　A　一直坚持　　B　时断时续　　C　偶尔参与

10. 是否接受过专业运动健身指导：　　　　　A　是　　　　　B　否

11. 参与运动的形式：　　　A　有组织　　　B　和朋友一起　C　单独进行

12. 对目前运动设施状况是否满意：　　　　　A　是　　　　　B　否

13. 坚持运动后身体状态有哪些改善：_____

14. 是否听说过健身气功：　　　　　　　　　A　是　　　　　B　否

15. 是否有意愿学习健身气功：　　　　　　　A　是　　　　　B　否

16. 对健身气功功能的了解情况：
　　　　　　　　　　　　　A　非常清楚　　B　一般　　　　C　不了解

三、以下几项由参加健身气功习练人员填写

1. 能参加健身气功习练多久：A　3 个月以下　B　3 ~ 6 个月　C　6 个月以上

2. 喜欢健身气功中的哪几项：（可多选）
　　　　　　　　　　　　　A　易筋经　　　B　五禽戏　　　C　八段锦
　　　　　　　　　　　　　D　六字诀

3. 每次习练健身气功坚持持续时间：
　　　　　　　　　　　　　A　0.5 小时以下　B　0.5 ~ 1 小时
　　　　　　　　　　　　　C　1 小时以上

4. 能参加习练的频率：　　　A　1 ~ 2 次 / 周　B　3 ~ 5 次 / 周　C　每天

再次对您的认真回答表示感谢！

　　　　　　　　　　　　　　　　　　　　填表时间　　　　年　　　月　　　日

附录 2

健身气功练习者调查问卷

尊敬的健身气功练习者：

您好！我们是沈阳体育学院教师，为了保证广大健身气功爱好者的健身效果，并获得能有效指导健身气功锻炼的运动处方，请您在百忙之中，帮助我们认真填写这份问卷。请填写您的真实姓名，我们会根据您的填写情况决定是否请您参与我们下一步的体质测试工作。相信您也一定关注您的体质情况，我们保证不泄露您的任何信息！

您所在的健身气功站点名称：＿＿＿＿＿＿＿＿＿＿＿＿＿＿＿

所在地：沈阳市＿＿＿＿＿＿区＿＿＿＿＿＿公园（广场、社区）

性别＿＿＿＿；年龄＿＿＿＿（周岁）；从事健身气功锻炼的年限＿＿＿＿年；

联系方式（电话）：＿＿＿＿＿＿

1.您目前是否仍参加工作？　　A　仍在工作　　　B　已经退休

2.您是出于什么原因开始习练健身气功的？

　　　　　　　　A　朋友、邻居介绍

　　　　　　　　B　看别人练产生兴趣

　　　　　　　　C　看电视、网络的介绍

3.您每天晚上的睡眠情况如何？

　　　　　　　　A　很好　　　　　B　一般（偶尔失眠）

　　　　　　　　C　较差（经常失眠）

4.您每天晚上的睡眠时间在几小时左右？

　　　　　　　　A　5小时以下　　B　5～7小时　　C　7小时以上

5.您在未练习健身气功之前的身体状况如何？

　　　　　　　　A　健康、无疾病

　　　　　　　　B　有心脑血管疾病

　　　　　　　　C　其他疾病

➡ 如果您的身体有疾病，请写出疾病的名称和治疗方法：

＿＿＿＿＿＿＿＿＿＿＿＿＿＿＿＿＿＿＿＿＿＿＿＿＿＿＿＿＿＿＿＿

6.您感觉练习健身气功对您的疾病恢复有帮助吗？

　　　　　　　　A　有帮助　　　　B　没有帮助

➡ 如果健身气功对您的疾病恢复有帮助的话，大约练习健身气功有多长时间开始出现效果？

请写出：＿＿＿＿＿＿＿＿＿＿＿＿＿＿＿＿＿＿＿＿＿＿＿＿＿＿＿

7. 您目前的身体状况如何？

        A   健康、无疾病

        B   仍有慢性疾病

        C   仍有心脑血管疾病

        D   仍有其他疾病

        E   仍有慢性疾病，但症状减轻

        F   仍有心脑血管疾病，但症状减轻

        G   仍有其他疾病，但症状减轻

➡ 请写出疾病的名称和目前的治疗方法：

_____

8. 请写出您在没有从事健身气功健身前，曾经从事的健身项目：（没有就不写）

_____

9. 您现在除练健身气功以外，还从事其他方式的锻炼吗？比如：跑步、走步、游泳等，如有请将您进行的其他锻炼项目写出：_____

10. 您能够熟练地进行哪些健身气功功法的演练？

        A   五禽戏   B   六字诀   C   易筋经

        D   八段锦   E   大舞

11. 请在此写出你最熟练、最喜欢的健身气功功法：

_____

12. 目前，您每周习练健身气功的次数为：

        A   1~2次   B   3~5次   C   5~7次

13. 目前，您每次习练健身气功的时间为：

        A   30分钟   B   30~60分钟   C   1.5小时

        D   1.5~2小时

14. 每天练习哪些健身气功功法，请在下面写出：

_____

15. 每次练习这些健身气功功法，都练习几遍？

        A   1遍   B   2遍   C   3遍

16. 每天早晨，除与大家一起练完全部健身气功后，您自己是否还有重点地多练习几遍您最喜欢的健身气功功法？

    如果是的话请写出具体名称：_____一般练习（   ）遍。

17. 目前，您每次练习健身气功时是否有如下感觉？

        A   微微出汗

        B   出透汗

        C   四肢发热，但不出汗

18. 夏天，您每天大约练习健身气功多长时间开始微微出汗？请写出：大约____分钟

19. 冬天，您每天大约练习健身气功多长时间开始微微出汗？请写出：大约____分钟

20. 夏天，您每天大约练习健身气功多长时间开始大汗淋漓？请写出：大约_____分钟

21. 习练后，您的心跳次数有变化吗？

        A 心跳次数稍有加快，但能够承受

        B 与平常一样，没有变化

22. 习练后，您的呼吸频率有变化吗？

        A 呼吸频率稍有加快，但能够承受

        B 与平常一样，没有变化

23. 每天习练健身气功后，您的身体感觉如何？

        A 身体轻快、有精神

        B 有些疲劳，但很舒服

        C 身体沉重、特别疲劳

再次对您的认真回答表示感谢！

附录3

健身气功习练者体质测试工作细则

1. 目的：通过实际测试，了解从事健身气功习练人群的身体成分、身体机能和身体素质的状况，为本课题研究提供基础数据。

2. 调查方法：测量法。

3. 测试地点：沈阳体育学院冬季运动项目技术诊断与机能评定实验室。

4. 测试对象：来自沈阳市和平区、沈河区、铁西区6个健身气功健身站点、具有1年以上习练经历的健身气功习练者。参加测试健身气功练习者应身体健康，无先天性疾病，无病（心、肺、肝、肾疾病）残。

5. 测试项目：

(1) 身体成分方面：身高、体重。

(2) 身体机能方面：肺活量、台阶试验。

(2) 身体素质方面：闭眼单脚站立、握力、反应时、坐位体前屈。

6. 测试组织：

(1) 体质测试由课题组成员郭英杰老师，实验室程杨、赵平、丁华、牛庆云老师，以及经过严格培训的8名学生构成。

(2) 测试前编写好测试细则，并认真进行学习。

(3) 同实验中心及健身气功健身站点取得联系，商定测试日程，准备好测试器材。

(4) 测试前测试人员检查测试仪器，准备好相应备品。

(5) 测试中严格遵照执行测试方法进行，及时检查IC卡是否正确插入，全部测试完毕后，督促受试者及时归还IC卡，打印体质报告，发现问题，在现场及时予以妥善解决。

7. 测试项目

(1) 身高、体重

测试目的：身高是反映人体骨骼生长发育和人体纵向高度的主要形态指标。体重是反映人体横向生长及围、宽、厚度和重量的整体指标。根据身高、体重数据派生计算出身体质量指数 [BMI，BMI= 体重 （kg） / 身高 （m）^{2}]，用来衡量人体胖瘦程度以及是否健康。

测试仪器：身高体重测试仪。

测试方法：身高测试时，受试者赤足，身着轻装，立正姿势站在身高体重测试仪的底板上，足跟、骶骨部及两肩胛间与立柱相接触，躯干自然挺直，头部正直，两眼平视前方。测试人员站在受试者右侧，测试开始，水平压板轻轻沿立柱下滑，轻压于受试者头顶。同时完成体重测试，测试两次，取最大值自动存入IC卡和仪器内。

注意事项：①仪器应选择平坦靠墙的地方放置，立柱的刻度尺应面向光源。②严格掌握"三点靠立柱""两点呈水平"的测量姿势要求。③水平压板与头部接触时，松紧要适度，头发蓬松者要压实，头顶的发辫、发结要放开，饰物要取下。④读数完毕，立即将水平压板轻轻推向安全高度，以防碰坏。⑤测试身高前，受试者不应进行体育活动和体力劳动。

（2）肺活量

测试目的：肺活量是测试人体呼吸的最大通气能力，它的大小反映了肺的容积和肺的扩张能力，是评价人体生长发育水平和体质状况的一项常用机能指标。

测试仪器：电子肺活量计。

测试方法：使用电子肺活量计测试时，首先将肺活量计接上电源（可以用电池或用外接电源），按电源开关，显示屏上先闪耀"8888"，后显示 0，表示仪器处于工作状态。测试时，先将口嘴装在文氏管的进气口，受试者手握文式管手把，保持导压软管在文式管上方的位置，头部略向后仰，尽力深吸气直至再不能吸气为止，然后将嘴对准口嘴尽力深呼气，直到不能呼气为止。此时显示器上显示的数据即为肺活量值。测试两次，取最大值自动存入 IC 卡和仪器内。

注意事项：①肺活量计，使用前必须进行检验，仪器误差不得超过 2％。②测试前应向受试者讲解测试方法和动作要领，并做示范。受试者可试吹一次。③受试者吸气和呼气均应充分，呼气不可过猛，防止因呼吸不充分漏气，特别要防止用鼻子反复吸气影响测试结果。④测试必须用一次性吹嘴。

（3）闭眼单脚站立

测试目的：主要是用于检查人体的平衡能力，也可以用于评价位置感觉、视觉和本体感觉之间的协调能力。

测试仪器：电子单脚站立测试仪。

测试方法：受试者两手任意放置、闭眼，用习惯脚单脚（穿鞋）站立在测试仪平台上，另一腿屈膝使脚离开地面，姿势不限。从提起脚离开平台开始计时，至离地脚落地或站立脚移动停表，计算闭眼单脚站立的时间。记录以秒为单位，取最大值自动存入 IC 卡和仪器内。

注意事项：①整个测试过程受试者不能睁开眼。②站立时腿要平稳地站在台上，不能有大的颤动。

（4）握力

测试目的：主要测试前臂及手部肌肉的力量。

测试仪器：电子握力计。

测试方法：将握力计显示屏调至"0"位，受试者手持握力计，转动握距调节钮，调至适宜握距，测试时，受试者两脚自然分开（约一脚距离），身体直立，两臂自然下垂，用有力手以最大力紧握上下两个把柄。测试两次，取最大值自动存入 IC 卡和仪器内。

（5）反应时

测试目的：评价受试者神经肌肉系统的反应和动作的综合能力。

测试仪器：电子反应时测试仪。

测试方法：测试开始时，受试者的中指按住"启动键"，当 1—5 号信号键发出信号时（声、光同时发出），中指以最快速度按住发出信号的键。当中指按下该键，灯光信号随即消失。受试者将中指退回"启动键",并再次按住"启动键",等待下一个信号的发出。每一次测试需按下五个信号键,将第五个信号键按下后,所有信号键都发出光和声,表示测试结束。此时测试仪显示的数字为选择反应时,取最小值自动存入 IC 卡和仪器内。

(6)坐位体前屈

测试目的:通过测试静止状态下躯干、腰、髋等关节可能达到的活动幅度,评价这些部位关节、韧带和肌肉的伸展性和弹性。

测试仪器:电子坐位体前屈计。

测试方法:受试者坐在平地上(有垫物),两腿伸直,脚跟并拢,脚尖分开踩在测试计平板上,然后两手并拢,两臂和手指伸直,渐渐使上体前屈,用两手指尖轻轻推动标尺上的游标前滑(不得有突然前振的动作),直到不能继续前伸时为止。测试两次,取较大值自动存入 IC 卡和仪器内。

注意事项:①身体前屈两臂向前推动游标时膝关节不能弯曲。②测试时,如发现膝关节弯曲或两上臂突然前振时应重做。

(7)台阶试验

测试目的:台阶试验是一种简易的评价心血管系统机能的定量负荷实验。主要是通过观察定量负荷持续运动的时间、运动中心血管的反应及负荷后心率恢复速度的关系(台阶指数)评定心血管系统机能水平。

测试仪器:台阶 3 个(高度:男台为 30cm,女台为 25cm),电子台阶试验仪、秒表(备用)。

测试方法:受试者站立在台阶前方,按照节拍器(测试仪含此节拍器)发出的 30 次/分频率的提示音上下台阶。即从预备姿势开始,当听到第一响声时,一只脚踏在台上,第 2 响时踏台腿伸直另一只脚跟上,在台上站立,第 3 响时,先踏台的脚下来,第 4 响时另一只脚下地还原成预备姿势。在测试中采用 2 秒上、下踏台一次的速度,连续做 3 分钟。运动完毕后,令受试者立刻静坐在椅子上,将测试仪的指脉夹夹在受试者的中指前方,测试仪将自动采集受试者的 3 次脉搏数,存入 IC 卡和仪器内。

附录4

习练健身气功对中老年人群幸福指数影响情况的调查问卷

尊敬的健身气功练习者：

您好！我们是沈阳体育学院教师，为了保证广大健身气功爱好者的健身效果，并能获得健身气功锻炼的有效指导，请您在百忙之中，帮助我们认真填写这份问卷，您的回答将成为我们研究如何通过习练健身气功来提高中老年人的生活质量和生活幸福感提供有效的依据。本调查为匿名调查，不记姓名、单位，您所完成的这份问卷只用于统计分析，您根据自己的实际情况，在每个问题所给出的几个答案中选择您合适的答案填写。您的真实回答，是对我们工作的最大帮助和支持，谨向您致以深深的谢意！

您所在的健身气功站点名称：_____

所在地：沈阳市_____区_____公园（广场、社区）

性别_____；年龄_____（周岁）；从事健身气功锻炼的年限_____年

一、基本情况和生活质量调查

1. 您目前是否仍参加工作？　A　仍在工作　　　B　已经退休
2. 您的婚姻状况是何种状态？

        A　未婚　　　　　B　在婚　　　　　C　离婚

        D　丧偶

3. 您月收入平均是多少？　A　≤ 500 元　　B　501 ~ 1000 元

        C　1001 ~ 1500 元 D　> 1500 元

4. 您的文化水平是？　A　未上学　　　B　小学　　　C　初中

        D　高中或中专　　E　大专　　　　F　本科及以上

5. 您的医保情况是？（可多选）

        A　无医保　　　B　城镇居民医保 C　城镇职工医保

        D　商业医保　　E　公费医保　　　F　农村合作医疗

6. 您目前的居住类型是？　A　独居　　　　B　夫妻同住　　　C　与子女同住

7. 您的子女数量是_____。

8. 您每天晚上的睡眠情况如何？

        A　很好　　　　　B　一般（偶尔失眠）

        C　较差（经常失眠）

9. 您每天晚上的睡眠时间在几小时左右？请写出：

        A　5 小时以下　　B　5 ~ 7 小时　　C　7 小时以上

10. 您目前的身体状况如何？　　A　健康、无疾病

B　仍有慢性疾病

C　仍有心脑血管疾病

D　仍有其他疾病

E　仍有慢性疾病，但症状减轻

F　仍有心脑血管疾病，但症状减轻

G　仍有其他疾病，但症状减轻

➡ 请写出疾病的名称和目前的治疗方法：＿＿＿＿＿＿＿＿＿＿＿＿＿＿＿＿

二、健身气功习练情况

1. 您是出于什么原因开始习练健身气功的？

A　朋友、邻居介绍

B　看别人练产生兴趣

C　看电视、网络的介绍

2. 您在未习练健身气功之前的身体状况如何？

A　健康、无疾病 B　有心脑血管疾病

C　其他疾病

➡ 如果您的身体有疾病，请写出疾病名称和治疗方法：＿＿＿＿＿＿＿＿＿

3. 您感觉练习健身气功对您的疾病恢复有帮助吗？

A　有帮助　　　　B　没有帮助

➡ 如果健身气功对您的疾病恢复有帮助的话，大约习练健身气功有多长时间开始出现效果？请写出：＿＿＿＿＿＿＿＿＿＿

4. 请写出您在没有进行习练气功健身前，曾经从事的健身项目有：（没有就不写）

＿＿＿＿＿＿＿＿＿＿＿＿＿＿＿＿＿＿＿＿＿＿＿＿＿＿＿＿＿＿＿＿＿＿＿＿

5. 您现在除练健身气功以外，还从事其他方式的锻炼吗？比如：跑步、走步、游泳等，如有请将您进行的其他锻炼项目写出：＿＿＿＿＿＿＿＿＿＿＿＿＿＿

6. 您能够熟练地进行哪些健身气功功法的演练？

A　五禽戏　　　　B　六字诀　　　　C　易筋经

D　八段锦　　　　E　大舞

7. 请写出你最熟练、最喜欢的健身气功功法：＿＿＿＿＿＿＿＿＿＿＿＿＿

8. 目前，您每周习练健身气功的次数为：

A　1~2 次　　　　B　3~5 次　　　　C　5~7 次

9. 目前，您每次习练健身气功的时间为：

A　30 分钟　　　　B　30~60 分钟　　C　1.5 小时

D　1.5~2 小时

10. 每天习练哪些健身气功功法，请写出：＿＿＿＿＿＿＿＿＿＿＿＿＿＿

11. 每次习练这些健身气功功法，都习练几遍？

A　1 遍　　　　　B　2 遍　　　　　C　3 遍

12. 每天早晨，除与大家一起练完全部健身气功后，您自己是否还有重点地多习练几遍您最喜欢的健身气功功法？

如果是的话请写出具体名称：＿＿＿＿＿＿＿＿＿＿＿＿＿＿＿一般习练（　　　）遍。

13. 目前，您每次练习健身气功时是否有如下感觉？

A　微微出汗　　　B　出透汗

C　四肢发热，但不出汗

14. 夏天，您每天大约习练健身气功多长时间开始微微出汗？请写出：大约＿＿＿分钟

15. 冬天，您每天大约习练健身气功多长时间开始微微出汗？请写出：大约＿＿＿分钟

16. 夏天，您每天大约习练健身气功多长时间开始大汗淋漓？请写出：大约＿＿＿分钟

17. 习练后，您的心跳次数有变化吗？

A　心跳次数稍有加快，但能够承受

B　与平常一样，没有变化

18. 习练后，您的呼吸频率有变化吗？

A　心跳次数稍有加快，但能够承受

B　与平常一样，没有变化

19. 每天习练健身气功后，您的身体感觉如何？

A　身体轻快，有精神

B　有些疲劳，但很舒服

C　身体沉重，特别疲劳

再次对您的认真回答表示感谢！

附录 5

新冠病毒流行期间健身气功习练者心态情绪状况的调查问卷

尊敬的健身气功习练者：

您好！

现阶段我们已经取得了抗击新冠病毒的胜利，但是新冠病毒流行导致大家压抑的心情还未得到缓解。基于此，我们准备对大家目前响应国家号召居家限行期间，大家的心理状态和情绪波动等方面的情况进行调查，以便了解长期居家情况下，大家心理情绪的波动情况，以及是否利用习练健身气功来缓解居家压力，为今后面对突发公共事件时，大家能从容应对，并制订科学有效地心理减压方案提供参考。此次问卷调查包括单选题和多选题。调查为不记名方式。能倾听您的想法，我们感到非常荣幸。谢谢！

一、基本情况调查

1. 您的年龄：　　　　　　A　45 岁以下　　　B　45–55 岁　　　C　55–65 岁

　　　　　　　　　　　　D　65 岁以上

2. 您习练健身气功的年限：　A　1 年以下　　　B　1–2 年　　　　C　2 年以上

3. 您的身高：_____厘米（cm）

4. 您的体重：_____公斤（kg）

二、心态和情绪状况的调查

1. 在居家期间，你感受到不好的情绪是哪一种？

　　　　　　　　　　A　紧张、烦躁（焦虑性情绪）

　　　　　　　　　　B　低沉、苦闷（抑郁性情绪）

　　　　　　　　　　C　忧虑、害怕（恐怖性情绪）

　　　　　　　　　　D　几种情绪混杂

2. 长期居家，您的心态发生了哪些变化？

　　　　　　　　　　A　变得易爆易怒，没有耐心，缺乏安全感，做事总是小心翼翼

　　　　　　　　　　B　没有出现情绪上的大幅变化

　　　　　　　　　　C　情绪好转

3. 您或您的家人没有感染新冠病毒，您是否对新冠病毒流行所引发的社会气氛感到压抑？　　　　　　A　非常压抑　　　B　还可以　　　C　有一点

　　　　　　　　　　D　基本没有

4. 在居家期间，您是否曾因个人或家人的身体出现不适（如咳嗽、发热等）而感到恐惧、害怕？　　　A　偶尔　　　　　B　时常　　　　C　从未

5. 在居家期间，您和家人之间的冲突和矛盾是否有变化？

　　　　　　　　　　A　没有变化　　　B　有变化，矛盾越来越少

C　有变化，矛盾冲突越来越多

D　其他

6. 在居家期间，您的睡眠质量和时间是否有所变化？

A　质量下降，时间较少

B　质量不变，时间较少

C　质量下降，时间不变

D　几乎没有变化

7. 在居家期间，您是否出现过以下睡眠障碍？（多选）

A　入睡困难

B　夜间易醒或上厕所

C　呼吸不畅或咳嗽

D　做噩梦

E　基本没有症状

8. 因病毒流行居家，您感觉会对您今后的生活是否会产生影响？

A　有影响　　　　B　没影响　　　　C　影响不大

三、对情感平衡状态的调查：在居家放假状态下，请真实地选择对以下情感的感受，谢谢！

1. 目前您对某事是否特别感兴趣？　　　A. 是　　　　B. 否

2. 目前您是否会因为别人对您的工作赞扬而感到骄傲？

A. 是　　　　B. 否

3. 您是否会因完成了某项工作而感到愉快？　A. 是　　　　B. 否

4. 您是否有仿佛处在世界的巅峰（有飘然的感觉）？

A. 是　　　　B. 否

5. 目前事情是否按您的意愿发展？　　　A. 是　　　　B. 否

6. 您是否感到十分孤独或想远离别人？　A. 是　　　　B. 否

7. 目前您是否感到心烦？　　　　　　　A. 是　　　　B. 否

8. 目前您是否感到坐立不安？　　　　　A. 是　　　　B. 否

9. 目前您是否感到忧郁或非常不幸福？　A. 是　　　　B. 否

10. 目前您是否会由于某人的批评而感到不安？　A. 是　　　　B. 否

四、居家期间，心理和情绪调节和干预情况的调查

1. 居家期间，您排解负面情绪的主要方法是什么？（只选一个最主要的）

A. 通过维持正常饮食作息习惯，选择适度娱乐

B. 主要以习练健身气功为主要解压方式

C. 主要靠自我排解或向别人倾诉

如果选B可进行以下问题的填写

2. 您平常主要习练哪种健身气功功法？（多选）

A　八段锦　　　　B　大舞　　　　C　五禽戏

D　六字诀　　　　E　易筋经　　　　F　其他运动

3. 居家期间，您选择的主要习练功法有哪些？（多选）

A　八段锦　　　　B　大舞　　　　C　五禽戏

D　六字诀　　　　E　易筋经　　　　F　其他运动

4. 居家期间，您进行习练的时间是多少？

A　半个小时

B　半个小时到一个小时

C　一个小时到两个小时

D　两个小时以上

5. 居家期间，您每周习练的次数是多少？

A　0次　　　　B　1~2次　　　　C　3~4次

D　5~6次　　　　E　6次以上

6. 居家期间，您每次习练结束时的状态如何？

A　非常累　　　　B　累　　　　C　有一点累

D　不累

7. 居家期间，您习练健身气功的效果如何？

A.非常好，缓解了精神压力，增强了体质

B.还可以，效果没有平时好

C.不好，没有什么作用

选择 A 可进行以下问题的填写

1. 居家期间，您每天何时起床？

A　6点到6点半　B　6点半到

C　7点到8点　　D　8点之后

2. 居家期间，您每天何时睡觉？

A　9点到10点　B　10点到11点

C　11点到12点　D　12点之后

3. 居家期间，您一日三餐是否正常？

A　是的　　　　B　经常不吃早饭

C　经常不吃晚饭　D　吃饭时间有时不规律

4. 居家期间，您在饮食习惯方面有哪些变化？

A　暴饮暴食　　　B　食量微微增加

C　正常食量　　　D　食量减少

5. 居家期间，下列哪些活动让您感到身心愉悦？（多选）

A　睡觉　　　　B　上网看剧或电影

C　上网游戏　　　D　自主学习

E　刷视频（例如抖音、快手、微博）

F　网上聊天　　　G　聊天

再次对您的认真回答表示感谢！

附录6

纽芬兰纪念大学幸福度量表

尊敬的健身气功练习者：

您好！

请您真实地填写对以下情感的感受，谢谢！

此问卷是关于您的生活过得怎么样的问题，如果符合您的情况请答"是"，如果不符合您的情况请答"否"，如果不知道请答"不知道"。最近几个月里，您感到；

提问	是	否	不知道
满意到极点			
情绪极好			
对您的生活特别满意			
很走运			
烦恼			
非常烦恼或与人疏离			
忧虑或非常不快乐			
担心，因为不知道将来会发生什么情况			
感到生活处境变得很苦			
一般来说，生活处境变得让我感到满意			
这是我一生中最难受的时期			
我像年轻时一样高兴			
我所做的大多数事情都令人厌烦或单调			
我做的事像前一样使我感兴趣			
当我回顾我的一生时，我感到相当满意			
随着年龄的增长，一切事情更加糟糕			
我感到很孤独			
今年一些事情使我烦恼			
如果能到想住的地方去住，愿意到那去住			
有时我感到活着没意思			
我现在像年轻时一样高兴			
大多数时候我感到生活是艰苦的			
我对当前的生活满意			
我的健康状况和同龄人相同甚至好些			

附录 7

情感平衡量表

尊敬的健身气功练习者：

您好！

请您真实地填写对以下情感的感受，谢谢！

此问卷是关于您过去几周里的生活过得怎么样的问题，下面我们讨论一下，以便了解您最近的感受。如果符合您的情况请答"是"，如果不符合您的情况请答"否"。最近几个月里，您是否感到……

（P）A. 对某事特别热衷或特别感兴趣

（N）B. 感到坐立不安

（P）C. 因为别人对你工作的赞扬而感到骄傲

（N）D. 十分孤独或远离他人

（P）E. 由于完成了某项工作而感到愉快

（N）F. 心烦？

（P）G. 仿佛处在世界的巅峰（有飘飘然的感觉）

（N）H. 忧郁或非常不幸福

（P）I. 事情在按意愿发展

（N）J. 由于某人的批评而感到不安

注：P 为正性情感项目；N 为负性情感项目